橘井

针要

——特色针灸疗法临证体悟

王 寅 著

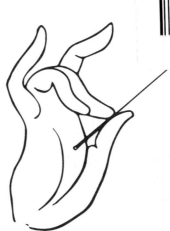

全国百佳图书出版单位

中国中医药出版社

·北 京·

图书在版编目（CIP）数据

橘井针要：特色针灸疗法临证体悟 / 王寅著 . — 北京：
中国中医药出版社，2023.8
（北京针灸英才丛书）
ISBN 978-7-5132-8074-7

Ⅰ . ①橘… Ⅱ . ①王… Ⅲ . ①针灸疗法 Ⅳ . ① R245

中国国家版本馆 CIP 数据核字（2023）第 037384 号

中国中医药出版社出版
北京经济技术开发区科创十三街 31 号院二区 8 号楼
邮政编码 100176
传真 010-64405721
河北联合印务有限公司印刷
各地新华书店经销

开本 710×1000 1/16 印张 10 字数 151 千字
2023 年 8 月第 1 版 2023 年 8 月第 1 次印刷
书号 ISBN 978 - 7 - 5132 - 8074 - 7

定价 39.00 元
网址 www.cptcm.com

服 务 热 线 010-64405510
购 书 热 线 010-89535836
维 权 打 假 010-64405753

微信服务号 zgzyycbs
微商城网址 https://kdt.im/LIdUGr
官 方 微 博 http://e.weibo.com/cptcm
天猫旗舰店网址 https://zgzyycbs.tmall.com

如有印装质量问题请与本社出版部联系（010-64405510）
版权专有 侵权必究

内容简介

王寅为中国中医科学院广安门医院针灸科原主任，本书为其行医四十余年的针灸临床与学习教学所得。全书共分为四章：第一章"医路历程"，记载了作者的真实经历与成长过程，包括十年"文革"历练、唐山大地震、抗击"非典"，既学西医又学中医等；第二章"针法一得"，总结了作者从事中医针灸四十余年的经验。从针刺手法、透刺法、穴位配伍等方面进行了较详细的介绍；第三章"以案说理"，选择了具有代表性的15个典型病例，从理、法、方、穴、术多方面进行总结分析，对针灸治疗疾病的机理进行了诠释；第四章"杏林感悟"，展示了广安门医院前辈的博大胸怀、厚重学识和大医精神，同时记录了作者对临床工作中"琐事"的处理以及对中医传承创新的个人看法。

《北京针灸英才丛书》编委会

顾　问　周德安　王麟鹏

主　编　王　凡

编　委　郭长青　刘清国　赵吉平

　　　　吴中朝　陈　枫　杨　光

丛书序言

有着800年建都历史的北京，以其特殊的历史地位和厚重的文化积淀造就了众多针灸名家。王乐亭、胡荫培、高凤桐、叶清心、杨甲三、程莘农、贺普仁、田从豁……这些德高望重的前辈，成为北京近现代针灸学术的代表人物，他们的学术思想和精湛医术推动了北京地区针灸事业的发展，在北京地区针灸史上留下了浓墨重彩的一笔。随着老一辈针灸人的逝去，北京针灸界能否延续昔日的辉煌，针灸疗法能否在现代科技日新月异、医疗方法不断推陈出新的形势下继续保持自己的优势，占据新的制高点，成为摆在北京针灸界面前的一道必答题。

可喜的是，在北京针灸学会的大旗下，聚集着一批意志坚定、目标明确、胸怀大志、勇于创新的中坚力量，他们学历高、有传承、懂科研、善临床，怀承上启下之使命，持一丝不苟之态度，秉敢打硬仗之作风，肩负着医疗、科研、教学及管理的多重任务，在继承创新、开拓进取的考试中交出了一份份较为满意的答卷。他们是首都针灸界新的中流砥柱，是北京针灸学术发展的推动力量。近年来，北京针灸学会在继承创新上做了大量的工作，继组织编写了总结老一辈针灸人的学术思想和临床经验的《北京针灸名家丛书》之后，又组织编写介绍北京针灸中坚力量的《北京针灸英才丛书》，通过这些杰出英才的成才历程、学术思想、临证心得及诊疗经验，可以窥见他们的德、道、法、术、技之一斑，对于针灸人才的培养、针灸队伍的建设起到了引领示范作用，同时也可向全国针灸同人展示北京针灸界的学术水平和人才现状，令人欣慰。

本套丛书的每一册都独具特色，说明各位作者不仅有扎实的理论基础，还有着独特的学术风格，这也反映出北京针灸学术的海纳百川、包容并蓄和推陈出新。希望在本套丛书的引领启发下，北京针灸界涌现出更多的"英才""优才"，这对于北京针灸界乃至整个中医界都是一件大好事，对于中医药更好地为广大人民群众的健康服务，为社会主义建设服务，对于早日建成小康社会大有裨益。

北京市中医管理局局长

北京中医药学会会长

2023 年 6 月 13 日

丛书前言

2010年，北京针灸学会的针灸名家学术经验继承工作委员会成立了《北京针灸名家丛书》编委会，旨在通过发掘整理老一代针灸名家的学术思想和临床技艺，展示他们的学术价值和影响力，从而推动北京地区乃至全国针灸学术的发展。经过多年的努力，这套丛书已经出版了近20册，取得了良好的社会效益。

鉴于该套丛书的成功，2019年9月，北京针灸学会和中国中医药出版社准备合作再推出一套《北京针灸英才丛书》。策划这套丛书立足于展示北京针灸界中坚力量的临证精华，以反映当今北京针灸的发展现状，推动北京针灸学术水平的提高和针灸事业的发展，并与《北京针灸名家丛书》形成前后呼应，以反映北京针灸临床的传承创新。本套丛书既是个人学术水平和临床诊疗能力的体现，也具有一定的示范引领作用。

与《北京针灸名家丛书》相比，本套丛书有如下特点：第一，本套丛书各分册均由医家本人亲自撰写，这些医家都是其所在单位的学术带头人或医疗骨干，且均为研究生导师，具有较高的理论水平和写作能力，能全面准确地阐述自己的学术观点和临床思路。第二，本套丛书的医家不仅具备较为扎实的传统医学功底，还具有一定的西医学理论知识，掌握一定的现代科技手段，因此本丛书的内容包含大量体现西医学知识和技术的创新观点及技术，更能体现时代特点。第三，由于本丛书医家大都学有师承，许多人是针灸名家的弟子，因此具有承上启下的优势。这使得本丛书不仅能够反映老一辈针灸名家的学术思想，而且有作者自己的心得体会，这对于北京针灸学术的传承和发展大有裨益。

北京的针灸事业不断发展，人才队伍不断壮大，俊才翘楚不断涌现，这也注定了本套丛书的编写非一日之力。我们在北京针灸学会的领导下，本着认真负责的态度，为入选的每位医家做好服务，保证将他们的学术思想和临床经验全面详细地展示出来，为北京针灸的发展贡献一份力量。

丛书编委会

2023 年 2 月 16 日

田　序

　　本书作者王寅医师是我招收的第一位硕士研究生。其始学西医，而后转为学习中医针灸，在已有 6 年针灸临床工作经验之际，深感自己中医知识匮乏，求知若渴，拼搏奋力，考取了中国中医研究院中医针灸专业硕士研究生。其在 40 余年的临床工作中，以医籍经典为核心，以诸子百家之说为补充，融汇中西医理论指导针灸临床，精心揣摩各位先贤之针刺手法，总结并加以发挥，形成自己针刺疗法之风格，临床每获良效。

　　本书以自传体的形式记载了她成长、行医的经历，将她的学术思想、临证经验、针刺手法总结提升，选择了 15 个具有代表性的病例、医案加以分析、提炼、升华。将跟诊国医大师、名老中医的经历、体会、收获翔实生动地展现给读者，以嗣后学。

　　书中论及了传统文化与中医学的关系，显示出其有较扎实的国学和中医学功底，此为传承精华、守正创新的必备条件。本书以灵动、翔实的笔法描绘出作者的心路历程，可读性强，特为之序。

首都国医名师

全国老中医药专家学术经验继承工作指导老师

中国中医科学院广安门医院研究员　主任医师

壬寅年夏

王 序

  我与王寅教授为研究生同窗好友，又为广安门医院同事，她精勤不倦，废寝忘食，刻苦钻研的精神，令我钦佩。本书中所载其成长的历程，是我辈之共同经历，因我们共同生长在特殊时代，感同身受。我们都受到过国医大师路志正先生及名老中医谢海洲先生、赵永昌先生的教诲，先生们的音容笑貌永远铭刻在我们心中。

  该书总结了王寅教授行医 40 多年来的临床经验及心得体会。她中医理论扎实，经验丰富，辨证得当，针药并用，精于针灸，手法熟练，疗效显著。原国务院副总理田纪云同志曾为其题字"神针"。书中所记载、描绘的每一种针刺手法，每一份宝贵的医案医话都是王寅教授心血与汗水的结晶，弥足珍贵。该书即将出版，旨在弘扬中医学文化，传承中医针灸的宝贵经验，提高中医针灸的学术水平，为广大中医针灸学者提供一个非常好的参考，实乃善举，功德无量。该书内容翔实丰富，文字朴实无华，生动感人，抚卷深思，令人鼓舞，受益匪浅。若非身临其境，绝不可能杜撰而成。作为同窗益友，余不揣浅陋，愿为师妹推荐此作，爱之写跋，裨益后学。

中华中医药学会理事

中华中医药学会急诊分会副主任委员兼秘书长

世界中医药学会联合会风湿病专业委员会会长

第十一届、十二届全国政协委员

2022 年 6 月

编写说明

　　本书应北京针灸学会之邀，历时一年，沉静思绪，几经修改而成。第一次撰写自己的成长过程、学医经历，封存多年的记忆竟像开闸的洪水，一幕幕逝去的情景重回眼前。此生虽无惊涛骇浪，跌宕起伏，但亲临十年"文革"、上山下乡，当过农民，做过工人，经历过唐山大地震，参加过抗击"非典"战役，先学西医又学中医。一路走来得到过多位大医的悉心指导，感触良多。

　　本书就针刺手法、腧穴配伍的个人经验加以总结，并选择具有代表意义的病例、医案加以锤炼、推敲、升华。撰写了自己跟随大医诊疾、治病的心得，力求生动形象地展示大医的风采。将行医过程中常遇的医患摩擦进行归纳分析，总结教训，提出应对规避的方法。在"杏林感悟"部分对自己学医、行医的经历和体会进行了阐述，对中医针灸如何继承发扬阐述了个人观点。吾辈是承上启下的一代，传承精华、守正创新，我们正在路上，任重道远。历经四十余载走进针灸，身潜橘井杏林，辑要成书，将其奉献给读者，以期砥砺后学。

　　本书承蒙我的学生庞金榜医师协助整理编辑，在此深表谢意。

王　寅

2022 年 6 月

目　录

第三章　以案说理

第四章　杏林感悟

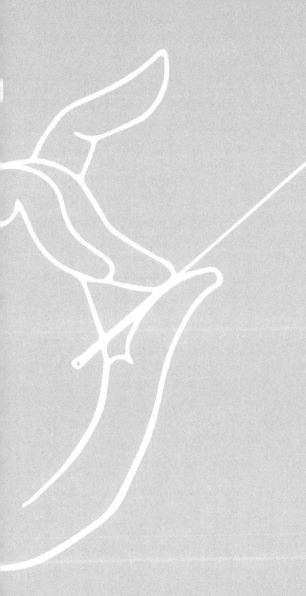

第一章

医路历程

一、少年初感针之神奇

我生长于新中国成立后第一代知识分子家庭，当年父母为支援首都建设，告别家乡，带着当时只有 2 岁多的姐姐和我从南方鱼米之乡来到北京。他们工作繁忙，无暇照顾我们，因此我和姐姐从小就被送到幼儿园过寄宿生活，每周与父母见一次面。因与他们交流少，反而培养了我热爱集体生活，与同学融洽相处及自我约束管理的能力，这对我后来的学习生活大有裨益。记得从幼儿园起，每年都要打预防针，虽然我每次都咬牙坚持下来，但对消毒药水的气味和对穿白衣的阿姨严肃面孔的反感，使我从小不愿看到医生，敬畏医院。然而做梦也没有想到自己今后也会穿上自幼反感的白衣，且白衣竟陪伴我走过了 40 多年。

1970 年我上初中时，响应国家号召，进行了学军拉练。全副武装背着行装连续行走 100 多里路后，我的脚掌磨出了一串水疱，一沾地就钻心的疼。于是同学就教我如何挑水疱，先给水疱消毒，然后用针穿一根头发丝，将针穿过水疱，取下针，发丝留在疱中做引流，水疱很快就干了，走路居然不疼了，这引起了我对这种简单疗法的兴趣。

一天半夜，一阵急促的哨声将我们从睡梦中惊醒，这是训练夜间急行军。于是立刻起床穿衣打背包，正要出发，我突然感到胃里一阵绞痛，剧烈的疼痛使我蹲在地上无法行走，我顿时陷入巨大的焦虑与恐惧中。老师见状，赶紧请来当地的乡村医生（当时称为"赤脚医生"），那位医生简单问了一下情况，判断是胃痉挛，只见他掏出一支银针，隔着棉裤在我的腿上扎了一针（现在知道扎的是足三里穴），然后边捻针边让我做深呼吸。行针片刻后拔针，接着就让我跟同学出发，我将信将疑，背上行装站起身来，刚试着走了几步，突然感到胃里有一股气从上向下流动，疼痛顿时缓解，这一针让我顺利完成了夜间急行军。这件事给我留下了深刻的印象，我觉得针灸真的太神奇了，效果太不可思议了！

二、机缘巧合踏入医门

1974 年 4 月高中毕业后，我作为下乡知识青年大军中的一员，来到了北京顺义县张喜庄公社西马庄大队第三小队，开始了战天斗地的知青生活。我们挑水、施肥、装车、除草、收割、打场，样样都干。繁重的农活常会扭伤腰背，有时还犯头痛脑热。当时和我们一起劳动的有一位姓刘的女村医，因家庭出身问题被停止行医。虽然不能公开给人看病了，但遇到谁有小病小灾，她还是会用针药帮助大家解除痛苦。看到一个个患者被她治好，我心里很羡慕。在田间休息时，她也会给我们讲一些医学及预防保健知识，甚至还教我们辨识地里长的一些中草药，使我在身心疲惫的劳动中学到一些有用的医学知识。但相比较我还是对拖拉机、磨面机、打谷机更感兴趣，经常想着用机械代替繁重的挖渠、填土、打夯等工作。

1975 年下半年，为改善"文革"期间卫生战线人员青黄不接的局面，北京市卫生局决定从北京郊区插队的高中毕业知青中招收 400 名学员学医，原本对学医不感兴趣的我却意外地收到了北京市第二医院医士班学员的报名表，随即被通知收拾行李，数天后启程。事发突然，我也纳闷，怎么天上掉的馅饼就落到我头上了呢？事后得知，是本村某知青不愿学医而"成全"了我。但在别人眼里天降的好事，我却没感到十分高兴，因为当医生并非我的梦想，我的梦想是当工程师。还是上小学的时候，前苏联宇宙飞船上天，宇航员加加林帅气的照片，还有我国原子弹、氢弹爆炸成功的场景，就已经深深地印在了我的脑海中，酷爱理工的我梦想将来要成个理工女，而身穿白衣、斯斯文文的医生，只要熟悉我的同学及朋友们没有一个相信这是我的选择，我也怀疑是不是进错了门。与我相反，父母对此事的态度却十分平静，他们支持我学医，在他们看来，女孩子学医前途光明，看来这是天意吧！

三、艰苦创业树立信心

当我和同班的 40 位同学按图索骥来到位于北京市西城区西绒线胡同的北京市第二医院时，映入眼帘的是逼仄的院落和走廊、灰矮的小楼、陈旧的设备，活脱脱一个乡村卫生院！教室在哪儿？怎么上课？此情此景与我们的想象大相径庭，一丝失落与失望油然而生。

我们的班主任是周蔼慈老师，毕业于江苏医科大学。我们的第一项任务是自力更生建教室，地点在首都电影院旁的一个小四合院，那里原来是医院的废旧药厂。建教室就是破旧立新，先拆旧房再盖新房。这活儿对于我们这些插队知青来说轻而易举，我们每个人都是壮劳力，推土、和泥、运砖、扛水泥均不在话下，短短的 2 个月，一座别致的二层小楼便屹立在小四合院中。小楼上下各两个房间，教室及教师办公室都有了，这样我们北京市第二医院医士班可以正式开班了。

基础课由北京医学院最好的生理、生化、病理、解剖、药理、免疫及英语老师讲授，能请到这些老师，一要感谢我们的班主任周老师，是她费尽心思为我们请来的；二是正赶上"好时机"。因为"文革"后恢复高考是在 1977 年，而我们医士班开学是 1976 年 2 月，正好有 1 年的时间差，否则这些教师是不会轻易到我们这种"乡村卫生院"讲课的，这机会真是千载难逢。

出于对知识的渴望，我们开始了与时间赛跑的学习。学习之初，农村插队形成的散漫习惯在我们身上仍很严重，具体表现就是在教室里坐不住，看书不到 1 小时就觉得浑身不自在，注意力不集中，记忆力自然就差。周老师看出了我们的这种状态，于是请来了老红军、老八路给我们进行思想教育，让我们知道今天的学习环境来之不易，同时让我们认识到我们与世界医学的差距、医疗卫生人才匮乏的现状和老百姓看病的难处。通过思想教育，使我们意识到，作为"文革"后北京第一批医士班学员，肩负着历史的重任，我们唯有克服弱点，努力学习，才能完成历史赋予我们的使命。此后我这个自幼很少关注医学界动态的"理工女"，开始逐渐对医学产生了兴趣，明白了自己所面对的是另一个领域，既然不能研究机械，那就好好研究人体吧。

四、投身救灾经受考验

1976 年的突发事件让我们提前进入了临床实践。那年的 7 月 26 日凌晨，河北唐山发生了举世震惊的大地震，强烈的余震也波及北京，我们医院很快进入战时状态，开始收治地震造成的伤病员。由于医务人员严重不足，我们被早早派上了救治"战场"，开始投入到不分昼夜的医疗救治工作当中。我们医院在一所中学的操场上搭建起了许多帐篷作为临时诊室，设有内科、外科、儿科、妇科几大重要科室，我们医士班同学作为机动人员随时听候领导调遣，哪里有事就奔向哪里。24 小时坚守在医院，从学生一下变成了真正吃住在医院的住院医师，经常连续数日不能回家。在那段难忘的日子里，许多事都给我留下了深刻的记忆。

在外科时我们接诊了许多肋骨骨折、骨盆骨折和膀胱破裂的伤员，由于地震时大多数人还在睡梦中，因此倒塌的建筑物容易造成以上部位受伤。处置这种情况需用宽胶布固定胸廓、骨盆，还得为患者导尿、吸氧。在老师手把手地指导下，我们很快就熟练掌握了这些方法。一天晚上 9 点左右，外科帐篷外突然来了 20 多个人，伴随着哭喊、谩骂和痛苦的呻吟。我跑过去一看，有的人捂着头，有的捂胳膊，还有的捂肚子，身上地上到处是血，还有人在互相叫骂。经过了解得知，这些人同住一个大杂院，为琐事起了纠纷，最后动了"家伙"。当时外科只有一位老师值班，我来得正是时候，当起了他的临时助手。除需简单包扎清创外，还有 13 个伤者需要缝合，在老师的指导下，我为其中 4 人做了缝合。从清创、包扎、缝合，到开消炎药、打针，我们配合得十分默契，仅 2 个小时就将伤者处理完毕。我的表现获得了老师的夸赞，我也体会到了成就感。

一次我到儿科帮忙，正碰上何鲁丽（后成为北京市政协主席）老师值班，我接诊了一名持续抽搐 2 个多小时的 2 岁儿童，我按照所学习的知识为患儿查了钙、磷、钾、钠、氯等电解质，回报均为正常，我一下不知该怎么办才好，正当我束手无策时，何老师让我再查一下血中镁的含量，果然患儿血镁过低。何老师迅速口算了一下 2 岁儿童的用药量，让我开 1/4 成人量的硫酸镁，与葡萄糖液混合稀释后静脉注射给药，半小时后患儿就停止了抽搐。通过这件事，我感到救治患者不仅要有满腔的热情，还要有像何老师那样精湛的技术，这样才能尽快为患者解除痛苦。

更让我终生难忘的是，在妇科帮忙时我亲手接生了第一个婴儿。由于条件所限，妇科诊室很小，仅能放下两张待产床，而待产孕妇又多，当时同时有两名待产者均有分娩征兆，只好挤在一张待产床上。突然一名产妇发出了痛苦的呻吟，助产士老师急呼同学来帮忙。我赶忙戴上无菌手套冲上前去，只见一圆形似头状物已从孕妇阴道口露出，老师赶快让我用手托住，随即一团血肉模糊的软软的东西滑落到我手中，老师让我放入塑料桶中，看到我惊愕的眼神，她淡淡地说了一句："别怕，无脑儿。"随即过去安顿好产妇，又开始为下一个孕妇接生，像什么都没有发生一样。老师处理突发事件时沉着冷静的态度让我很受教育，我意识到胆大心细是作为一个医生必备的素质。

在地震发生后的一个月里，天安门广场附近建了许多防震棚，这些防震棚材料简陋，大部分是用塑料薄膜及木棍、竹竿捆绑搭建的，空间狭小，卫生条件极差。我们深为住在里面的市民的健康担忧，于是就跟随老师到附近的草地、公园挖掘采集马齿苋、蒲公英等中药，清洗干净后用大锅熬煮好，再骑着三轮车送到防震棚里，分发给避震市民，让他们服用以预防疾病，此举受到上级部门的表扬。在大家的共同努力下，有效地防止了灾后传染病的发生。这段经历对我日后的学医、行医之路有着不寻常的意义。

五、受教名师增长见识

结束了紧张的抗震医疗救治工作，我们又恢复了学生生活，在学习理论课的同时，还被安排跟随临床老师教学查房。

记得有一次应该由大内科主任程建刚老师带领我们查房。当时北京市第二医院条件简陋，内科病房是各种疾病的患者混住的综合病房。早听说程主任是"文革"前的老大学生，毕业于山西医学院，这是一所不在我崇拜名单上的医学院校。那天我们在病房等了十多分钟，才见一名中年男子匆匆赶来，他体形消瘦，皮肤黑黄，头发蓬乱，口唇干焦，还有一脸的倦意，身上的白衣已经洗得发黄，一双破旧的黑色皮鞋沾满灰尘。望着眼前这个人，我很难将他与医护人员口中传说的那个身经百战，挽救了无数生命垂危患者的程大主任联系起来！还没容我细想，程主任便让我开始汇报病历，我准备的病例是一位姓白的中年女性，患肺癌 3 个月，广泛转移，已是晚期，胸腔积液 4000mL 左右，无法平卧，连续数日坐位吸氧。我按照反复背诵多次的病历开始汇报，自认为口齿清晰，内容准确。当要汇报癌细胞广泛转移时，突然被程主任一声严厉的"stop"打断了，接着他让我用英语汇报。这太出乎我的意料了，但也没办法，只好搜肠刮肚地想着英语单词，同时努力把它们按照英语语法结构组织起来拼凑成句子，当我用结结巴巴的英语报告完病例后，两层衣服都湿透了。本以为程主任会对我蹩脚的英语表示不满，没想到他却说了句"very good"，这声鼓励让我如释重负，也暂时摆脱了尴尬。

等大家都汇报完毕回到办公室，程主任便和我们一起开始分析每个患者的病情，从胆管堵塞、大叶性肺炎、消化道出血，到肠梗阻等，对每个病案都追根溯源，条分缕析，分别提出具体治疗方案和注意事项。虽然病种不一，信息庞杂，但我们都听得清，记得牢，像是复习了一遍教科书。在分析我汇报的病案时他谈到，患者尚不清楚自己患的是不治之症，如果不注意病情保密，不仅会引起患者本人的恐慌，而且也会影响病房内其他患者的情绪，因此在这种特殊环境下用英语汇报病历是对患者的保护。这时我才明白了程主任的良苦用心，在下决心要学好英语的同时，也被他那高尚的医德和严谨的医风所折服。我开始对这个"其貌不扬"的程主任刮目相看，看来不仅只有清华北大才能培养出高才生，只要努力，人人都会成才！

接下来的事情给我好好上了一课。因白姓患者胸腔积液量太大，程主任要求我为其抽取胸水，我抽空复习了一下教科书，就踌躇满志上场了。一个同学给我当助手，我找准位置一针刺中，一下子抽出 3000mL 混浊的胸水。患者喘憋症状立刻缓解，我赶紧留样送检，心中充满了得意之感。但是次日查房，我顿时傻眼了，患者又恢复到从前的老样子，体力明显不支。护士老师神情凝重地告诉我，昨天胸水抽多了，因为有了负压空间，胸水渗出得更多，同时对患者的体能消耗更大，严重到会危及生命。闻听此言犹如晴天霹雳在我头顶炸裂，怎么会这样？我赶忙再次翻看教材，果然书中明示抽取胸水要谨慎，不要超过总量的1/3！抽液前主任叫我认真准备，我却因看书不仔细而操作失误酿成大祸。3天后白女士病逝，虽然家属未提出任何异议，但我内心却充满了自责，那种负疚感永远挥之不去。这件事使我深深体会到了"细节决定成败"的含义，此后我也把这句话当成自己工作的座右铭。

六、改行针灸矢志不移

我学的是西医，却改行搞了针灸，说起来是无奈，也可能是天意。毕业分配选科室时我正忙于临床实习工作，耽误了报名，结果供选择的科室只剩下中医和针灸两个科了。最后我选择了针灸科。

针灸科共6个人，负责人是一名50岁左右的护士，另有2名护士和3名中专转岗医师，当通过负责人热情的介绍，我得知自己竟是唯一的科班出身时，我的情绪一落千丈。但时间不允许我后悔犹豫，既然到了这里就必须立即上岗投入工作。当第一次手握银针面对患者时我的手在颤抖，虽然我也用注射器输过液、抽过血，但扎针并不像想象的那样容易。我必须下功夫记经络和穴位，必须学习中医穴位处方及中医理论知识，必须熟练掌握针灸各项技能，以应对日常临床工作。

一天，来了一位年轻姑娘，只见她脸色苍白，手捂小腹，佝偻着腰，步履迟缓，经四诊后，我诊断她是痛经，这是针灸科常见的病证。于是脑子里将教科书中描述的选穴和针刺方法迅速过了一遍，然后让姑娘卧于床上，选了关元、气海、内关、三阴交等穴，将针刺入。本想再为其施以艾灸治疗，无奈她一直蜷缩着身子，无法放置艾盒，只得作罢。半个小时过去了，患者疼痛没有丝毫缓解的迹象，仍是眉头紧皱，痛苦呻吟。正在我一筹莫展之时，一名即将退休的老护士王之光老师走进诊室，我像遇到了救星，忙向她请教。她问明情况后，来到患者身旁，并没有重新进行针刺，仅捻住原有的针柄轻轻地做提插捻转手法，小小银针在她手上轻快地转动了几下后，小姑娘竟然舒展开原来一直蜷缩的身体，可以躺平了，然后王老师让我在其腹部放置了一个艾灸盒，放入两段艾条，在艾香袅袅的轻烟中，患者竟然睡着了。半个小时后治疗结束，她站起来挺直腰杆轻盈地活动了几下身躯，惊喜地说没事了，然后满面笑容地给王老师深深鞠了一躬，并清脆地说了声："谢谢您！"当她经过我身旁向门外走去时，用不屑的眼神扫了我一下，这一眼我感到了彻骨的寒凉，至今想起她的眼神仍能使我战栗，那一刻我体会到了什么叫作无地自容。针灸科里的老同事们虽然没有高学历，但她们有摸爬滚打多年收获的丰富临床经验，而我这个科班出身的西医其实中医底子是最差的。知耻而后勇，从那以后，我更加尊重科里的同事，有事就向他们请教。在大家的帮助下，我逐渐掌握了一些针灸技巧，治疗也开始感到得心应手了。

在针灸科工作了一段时间后，我已适应了这里的环境，也能沉下心来认真学习中医针灸理论。一个烈日炎炎的盛夏中午，程建刚主任急匆匆赶来，顾不上擦一下头上的汗就气喘吁吁地问我想不想去西医内科工作。他说西医内科刚巧空出一个名额，便首先想到了我这个班里的"状元"。面对突如其来的情况，望着程主任殷切的目光、满头的汗水，以及紧贴在身上湿透的汗衫，我十分感动，也十分纠结，我知道，此时的选择将决定我今后的人生之路。此时我想到了针灸科老师们的殷切期望和嘱托：要把针灸科搞出个样子来。我既然已经走上了这条路，就要继续走下去。内科人才济济，少我一个无碍大局，而针灸科"科班"出身仅我一人，我不能走。于是没有太多的犹豫，我对程主任的盛情邀请表示了深深的谢意，并告诉了他我的决定。听到我的答复，程主任失望地连连摇头，仰天长叹，他希望我再慎重考虑。然而我主意已定，决心在针灸这条路上继续走下去，不管前途怎样，都要走到底。

七、历尽曲折取得文凭

现在高校毕业的学生参加完毕业典礼就能拿到学历证书、学位证书，这似乎是顺理成章的事。可是我们的学历证书却是历尽曲折才拿到的。我们从医士班毕业后，北京市卫生局准备授予我们中专学历。什么事儿都怕比较，相比于被授予大专学历的工农兵学员，他们中的许多人只有小学文化程度，却靠保送推荐上了3年大学，我们这些高中毕业的医士班学员却只能得到中专学历，无论是理论知识还是临床能力，我们都不比工农兵大学生差，我们感到十分委屈和不公。于是当时在京各医院的医士班学员联合起来，向北京市卫生局申诉，要求与工农兵学员平等待遇，这就是当年的"百人上书"事件。在我们的强烈要求下，市卫生局很快就出台了相关政策，让我们与工农兵大学生一起参加考试，用成绩说话。正当大家鼓足信心摩拳擦掌准备考试之际，又一"坏"消息传来，原来我们高中毕业竟没有毕业证书，缺少这一纸文凭就不能参加考试，而想要获得这张文凭又得参加高中数理化考试，这对于已经闯荡社会五六年的我们无疑又是一个挑战。面对挑战我们必须应战，只能重新拿起高中的课本。在紧张复习 2 周后，我们顺利通过了考试，拿到了重要的高中毕业证书，铺平了通向学历考试的道路。

1978 年仲夏，我们来到位于北京西郊的"北京市医师培训学院"。刚走进考场心中难免忐忑，审完考卷心情则完全静了下来，由于准备认真，复习全面，我轻松地完成了这场关键的考试。成绩公布了，我们班同学全部通过考试，成绩不仅优秀，而且还居北京考生前列。接下来要想获取医师资格，还要通过专业考试。我学的是西医专业，没有系统学习过中医，在针灸科工作还不到半年，对中医针灸理论一知半解，但要从事针灸工作，就得通过专业考试，没有其他选择，只能咬紧牙关往前冲。经过短时间的准备，我考了64 分，虽然分数不高但毕竟通过了考试，达到了成为中医针灸界一员的目的。紧接着又有好消息传来："文革"后第一届也是空前绝后的一届医士班被北京市卫生局破格定位为"医士大专班"，我们成功了！领到医师证书，这标志着我们有了正式的住院医师资格，我们的努力终于有了回报，正是阳光总在风雨后，一分耕耘、一分收获。

八、投入科研初尝胜果

1978 年在参加临床工作的同时，我也开始尝试科研工作，先后参与了"猴脑（狗脑）注射液穴位注射治疗小儿脑瘫""斑蝥粉贴敷印堂穴治疗过敏性鼻炎""穴位埋线治疗痿证（包括小儿麻痹后遗症）"等临床课题的研究，也参与了"不同磁场强度的干预对顽固性皮肤溃疡愈合的影响"课题。后来，为参加 1979 年北京市第一届针灸国际学术交流大会，我又被院长直接"钦点"到院部参与北京市针刺治疗冠心病协作小组的工作。我们的研究课题是用平补平泻旋转法针刺双侧内关穴，借助超声波观察冠状动脉血流变化对心脏供血功能的影响，研究时间为半年。我们对许多冠心病患者做了针刺治疗观察，采集了大量数据，在大量反复行针过程中，我练就了每分钟匀速捻针 160 次的技术，同时也提高了阅读心电图和超声心动图的水平。1979 年我们迎来了针灸国际学术交流大会的召开。会议期间的某天，我们研究室迎来了 20 多名手持"长枪短炮"参观学习的中外学者，恰好病房送来一名心肌梗死急性发作的中年男性患者。只见他面色苍白，口唇青紫，双目紧闭，额头布满了密密的汗珠。血压 60/30mmHg，脉搏沉涩，心率 60 次 / 分，我立即为其实施针刺治疗，其他人配合超声心动图和心电图观测，随着针柄的捻转，患者慢慢呼出了一口长气，汗液渐渐消退，面部泛起了红晕，血压回升，双目睁开，症状缓解了，我们成功了！刚才还安静得能听见呼吸的诊室顿时响起了欢呼声，几米长的心电图被大家一抢而空。次日，国内外各种报刊，中央、地方新闻的头版头条同时向世人报道了北京市针刺治疗冠心病协作小组的创举，该课题获得了北京市科学技术进步奖一等奖，并为中医针灸走出国门创造了条件。

九、广跟名师提高技艺

没有机会上大学，没有系统地学习过中医一直是我的一块心病。要想提高针刺疗效，辨证论治、选穴配方、针刺手法缺一不可，这都需名医指点。我深感知识的不足，决心拿出时间向名医学习。1979 年末，从课题组回来后，我就向科室负责人提出了停薪留职到外院学习的请求，尽管当时科内人手紧张，但科室负责人还是同意了。院内不提供进修经费，我就托熟人到北京中医医院针灸科蹭学，凭借手脚勤快，学习认真的精神，在"不招人烦"的情况下，我得以在该院针灸科学习了半年。

当年该院针灸科位于东城区北池子 2 号，一座古色古香的大四合院中，针灸科设有"战瘫组""肩病组"等专病治疗组。我跟随于汇川老师学习治疗下肢瘫痪的针法，于老师工作态度非常认真，虽然每天要接诊大量患者，治疗耗时费力，他仍坚持在每对夹脊穴上采用十字选穴法，谨慎进针，得气方止。我惊讶于他在靠近内脏针刺时深度仍不减，为此我曾专程登门求教。当我耗费近 2 个小时终于找到于老师家时，看到的景象令我吃惊：在一间矮小的破平房中，老师与家人正围坐在一张小桌旁紧张地折叠粘糊纸盒。房间太暗，白天都要开灯照明，为省电灯泡只有 10W 左右，因为糊一个纸盒可挣 2 分钱。这就是当时老中医的生活状况，我含泪帮助老师叠完了当天的纸盒，然后向他请教了针刺的关键要素：左手重而多按，右手精准下针，熟悉神经解剖最关键。

夏寿仁老先生鹤发童颜，花白的头发永远梳理得一丝不乱。对每一位前来就诊的患者都和蔼可亲，认真问诊，仔细检查。其专攻病种为三叉神经痛。三叉神经位于足阳明胃经走行路线，夏老在治疗前首先沿着胃经循行路线仔细寻找阳性反应点，然后进针，务求气至病所。他的针灸技术近乎完美，仅用 1 寸毫针刺中脘穴，居然能令针感沿着足阳明胃经传至足背部。他的案头永远摆放着一颗人类头骨模型，他能快速准确地指出卵圆孔、椭圆孔、颅缝等的位置及在此有哪条神经出入。夏老的午餐堪称一绝，永远是红色高粱米饭拌心里美萝卜，按他的话说，红补血，青入肝肾，养血柔肝，滋阴补肾。夏老一生淡泊名利，专心治学，很少著书立说，但他撰写的"针刺治疗三叉神经痛"一文为世人留下了宝贵的经验。于汇川、夏寿仁两位先生不为名利，一丝不苟，兢兢业业为患者的精神是实实在在的大医精神，他们是我学习的楷模。

在跟随于书庄老师学习针灸时，他指导我针刺导气的同时强调气至病所，并让我用小木锤沿经络轻轻敲打，检查记录患者的感觉，从产生感觉的时间、强度到病所的距离均做精准记录。当时恰逢中国科学院生物物理研究所研究员祝总骧、严志强等人在此研究经络传感，使我有机会接触到以观察人体冷光的方法研究经络的存在，他们做的离体肢体脱脂后通过检测皮下低电阻点研究经络的方法对我有较大启发，他们严谨的作风、认真的态度及忘我的工作热情，对我后来的针灸临床、教学、科研工作影响极大。

跟随贺普仁教授学习，使我对火针疗法产生了浓厚的兴趣。贺老为研究火针倾注了大量心血，为选择火针针具材料反复实验，发现铜导热好，温度提升快，但太软不能刺达病灶；钨易导热，但硬脆易断；锰导热不好，锌、铬、镍等材质各有利弊。在当时简陋的条件下，为了研究合金材料如何配比，贺老与有关人员一遍遍计算，一遍遍实验，经过无数次的失败才终于有了今天的贺氏火针。作为见证者，我被贺老坚韧不拔的毅力所折服，他是当之无愧的国医大师！我跟随贺老学习了子宫肌瘤、鸡眼、皮肤赘疣、静脉曲张、丹毒等病的火针治疗方法，在疗效面前，深刻体会到贺老坚持挖掘发展火针疗法的初衷。

我还有幸目睹了金针王乐亭老先生的弟子韩福如大夫为我们演示金针治疗"鼠疮脖子"（淋巴结核）的技巧。金针十分柔软，被卷曲放置在装有甘油的瓶子中保存，使用时需双手同时操作，快速平推金针入皮，没有技巧和指力难以刺入。学习临近结束时王居易老师从外地返回医院，为我们讲了几节课，王老师深入浅出、详细透彻的讲解对我针灸理论水平的提高有很大帮助。在北京中医医院学习的时间虽短，但我收获满满。

紧接着我参加了北京市第一届针灸提高班的学习，有幸聆听了北京市各医院针灸名家的授课，其中有同仁医院的董怀一，鼓楼中医医院的张士杰、张志雄，中国中医研究院（现中国中医科学院）针灸研究所的程莘农，广安门医院的李志明，北京市儿童医院的仁守中、李淑芳等老师。他们认真细致、由浅入深的讲解，以及现场的实际操作，使我有久旱逢甘霖的感觉，我如饥似渴地学习，认真做笔记，反复咀嚼回味讲课的内容，越学越感到自己中医知识的欠缺，越珍惜来之不易的学习机会。那年是我学习最有收获的一年。

十、巧妙蹭课逆向学习

1980 年初，我得知北京中医学院（现北京中医药大学）正在举办针对工农兵大学生的"回炉班"，可以申请旁听。当时我已经结束了在北京中医医院的学习，回原单位上班了，但这么好的机会我怎能放过呢？感谢科室领导和同事们的支持，使我能去旁听。因我仍处于停薪留职期间，囊中羞涩，没钱交听课费，只能蹭课，学员登记册上自然没有我的名字。因为听课人太多，偌大的阶梯教室座无虚席，正式学员来晚的还要见缝插针找地方，我是旁听者，更不可能有固定座位。于是我从家里扛来一把椅子，找了条链子锁，将椅子固定在暖气包下，暖气包安装在墙体的半腰，我刚巧可以坐在下面的空间里。老师查听课证都是从教室中间的过道通过，有其他同学的身体遮挡，我得以一次次巧妙"漏网"。

一开始听中医四大经典课，《黄帝内经》还好理解，但《温病条辨》包括疾病、药物、方剂加上证候，对我这个没有中医基础的人来讲，真是难度不小。这时我才意识到，入学的第一学期是上一年的九月份，此时是二月，应当是第二学期，要想理解现在的内容就得先弄清上学期的内容。没办法，只好从后向前"逆向学习"。世上无难事，只要肯登攀。当时首都图书馆在国子监，公交车离北京中医学院仅一站地。我计划好每天清晨5点钟离家，坐头班车1个多小时到学校，校门未开，就钻过铁丝网，穿过麦地，靠近教学楼找个避风的地方看书，等值日生来开门。等门开了看到教室灯亮了，就赶紧溜进教室，坐到"专用宝座"，以免被查出来。学校为正式学员提供了宿舍，他们基本在7：50左右进教室，这样算下来，我每天可以比他们提前读书1～2小时。如果是半天课，中午放学后，在食堂吃完饭带上个馒头直奔首都图书馆，有课上听不懂的或课本上描述不清的地方随时查阅相关参考书籍，一直到晚上9点图书馆关门。这一学期结束时我参加了期末考试，功夫不负有心人，我的成绩在班里排前10名，此时的心情无比舒畅。当老师在讲台上宣布成绩并喊我的名字时，我低头装聋不敢回应，因我是蹭课者，害怕被赶出教室。好心的老师没有继续追究我的存在与否，使我得以继续"隐藏"下来。9月1日，我的"第二学期"到来，我惊喜地发现中医基础理论的内容全部来自四大经典。有了"逆向学习"的经历，这学期的课程压力明显小了许多，利用课余时间我有幸聆听了刘渡舟先生的伤寒论、王绵之先生的中药学、赵绍琴先生的温病学、王洪图先生的黄帝内经等讲座。各科学习考试结束后，我找到班主任老师，坦白了蹭课偷学的经过，班主任老师非但没有责怪我，反而给我开具了学习考试成绩证明。衷心感谢在我前行路上施以援手的各位良师益友，没有恩师们的帮助和同学们的"掩护"，我不可能顺利完成这一年的学业，感激之情难以言表！与此同时，更深切地感到自己知识的匮乏，渴望继续深造。

十一、为防落伍考研深造

1981年初在北京中医学院蹭课结束，我立刻回到单位工作。在北京中医医院的临床学习和在北京中医学院的理论学习使我如虎添翼，诊疗水平明显提高，很快赢得了患者的信任。我的日均门诊量、诊疗人次和经济收益均为科里第一。但我仍感知识不够，希望能进一步提高，在同学的启发影响下，我萌生了报考针灸专业研究生的想法，于是抓紧时间补习外语、政治经济学和哲学等考研基础课。1981年初试，因准备不足败北，次年报考因科内人员短缺而未获医院同意。1983年在我再三要求下，院领导勉强同意我报考，但声明这是最后一次，同时甩出一句冷语"不是什么人都能考取研究生的"。我听得出这是轻蔑的嘲讽，而现实也使我感到了巨大的压力。此时1977年恢复高考后的第一批大学生陆续毕业并逐渐充实到医疗战线，我们这些当年的"天之骄子"头上的光环正在逐渐暗淡，如不想被时代抛弃，只有继续深造一条路可走。从报名到参考的近半年时间里，我抓紧一切时间复习，没有看过一场电影，没有逛过一次商店，没有看过一本小说，晚餐常在22点左右，为此还落了个胃痛的毛病，10多年后才逐渐痊愈。在此期间，我先后参加了两次成人教育英语考试和两次政治、经济、哲学考试，为的是获取经验。机遇从来都青睐于有准备的人，当我第二次走进考场时，已不像初次那样恐慌了，展开试卷后已是成竹在胸，多年的积累汇聚到笔端，如行云流水般倾泻到试卷上，全场考生我第一个交卷，走出考场时信心满满。如我所愿，我被中国中医研究院研究生班录取，成为广安门医院针灸专业的第一位研究生。离开北京市第二医院时，望着破旧的四合院、简陋的治疗室和昔日共同工作的朋友同事，还有我为针灸科画的最后一幅黑板报（那上面有一条腾飞的巨龙），感慨油然而生：有着悠久历史的中医针灸，祖先传给我们的"金饭碗"，一定不能在我们手中丢失，在新的环境中我一定要将这一"国宝"传承发展下去。

1983年9月，我踏进了中国中医研究院（现中国中医科学院）的大门，成为研究生班的一名正式学员。由于历史原因，1982年和1983年两个年级的同学编为一班，同学年龄参差不齐，最大差距为 12 岁，我年龄居中。我们寝室 3 个同学中，一个是"百灵鸟"，凌晨 2 点钟起床，开始苦读英语；另一个是"夜猫子"，凌晨 2～3 点才睡，她的中医是用日语学成的；我是 3 人中年龄最大的，且中医底子最薄，要想不掉队，唯有笨鸟先飞，奋力拼搏。在理论课学习短短一年的时间里，为弄清一个问题，讨论一个病例，阐明一个观点，我无数次往返图书馆，摘录了无数的卡片，与同学进行了无数次辩论。一年的拼搏、一年的恶补，我终于真正迈进了中医殿堂。这一年我还参加了体育比赛、文艺演出，丰富多彩的生活给我留下了深深的记忆。

十二、跟师学习学业有成

1984 年 7 月，我回到广安门医院开始了跟师学习。我的研究生导师有两位，一位是已故的李志明老师，另一位是田从豁老师，他当时还是针灸科行政主任。两位老师都曾经参加过抗美援朝战争，对中医针灸的热爱使他们走到了一起。

我先是跟随李志明老师在针灸门诊工作。1980 年我参加北京市第一届针灸提高班，听过李老师讲课，他当时在课上为我扎了一针风池穴，针感强烈，扎得我双目流泪，眼球欲坠，故印象深刻。李老师擅用风池穴治疗视神经萎缩，他曾与我院眼科刘孝书主任合作研究过这一课题并取得成果。他针风池穴有斜、直、横三种不同的针刺方向，分别治疗视神经萎缩、面病、头痛等，我后来也常用此法，屡获良效。

记得 1984 年秋季的一天，4 个小伙子抬着一个患者来到针灸科，患者是个篮球运动员，29 岁，身高 1.95m，因腰痛伴右下肢痛，行走不利，于 3 个月前收入我院住院。当时住院时，他是自行走来的，经 3 个月针灸治疗，现在竟然不能行走了。李老师安排患者躺在床上，为其诊完舌脉后，取一枚 2 寸毫针，刺入患者中脘穴，轻轻捻转得气后，让我在其百会、中脘、涌泉三穴施灸，1 小时后灸治完毕，将针取出，李老师跟患者说可以回去了。只见患者自行起身，穿鞋下地，在众人惊讶的目光中缓慢走出诊室，乘电梯离开。在一旁进修学习的美籍华人梁承焕先生既震惊又觉得不可思议，他缠住李老师要问个明白，李老师头也不抬轻轻地说了句"让小王回答吧"，就将这个问题抛给了我。为了解答这个问题，我花了一个月的时间，查找了很多资料进行分析。一般来说，针刺治疗此病通常是直奔病所，而中脘穴位于腹部，与腰腿八竿子打不着，为什么能治腰腿痛呢？我分析，患者住院后虽每日接受针灸及药物治疗，但其一直卧床，不敢活动，且睡眠饮食均不佳。中医学认为"久卧伤肉"，肉伤则身体虚弱，行走困难，病情不轻反重。中脘穴是胃之募穴，又是腑之会穴，脾胃为后天之本，主肌肉四肢。李老师本着治病求本的原则，从调补后天脾胃入手，以达补气行血的目的，正是补充中气后，患者得以恢复站立行走的功能，体现了中医学扶正祛邪的哲学思想。梁承煐先生据此撰写了一篇报道，发表在美国《时代周刊》杂志上，在美国国内引起热烈反响，不少人从海外慕名前来学习针灸或前来寻求针灸治疗，为中医向世界传播提供了有力帮助。

还有一件事，那是1984年，李志明老师的外孙六七岁，突患急性腮腺炎，妈妈抱着孩子来找李老师，只见孩子小脸通红，呼吸急促，哭闹不止，烦躁不安，一测体温高达40℃。李老师没有慌张，他让我到药房取点灯心草，然后让妈妈抱住孩子，又让我固定住孩子的头部，只见他娴熟地用灯心草蘸上香油点燃后快速点到孩子的率谷穴上，只听"啪"的一声，灯心草火熄灭，然后再蘸油点燃继续施术，如此反复六七次，孩子竟逐渐安静下来。李老师又开了几味中药，让孩子妈妈回家煎煮后给孩子服用，同时嘱其在腮腺处外涂如意金黄散。孩子妈妈走出诊室后我追了上去对她悄悄说，如果服药后病情没有好转要立即去北京市儿童医院救治，腮腺炎病毒一旦进入血液逆行传染，极易转为肾炎等并发症，后果严重。因为担心，我怀着不安的心情度过了一个不眠之夜。第二天清晨不到7点钟，李老师迈着轻快的步伐来到诊室开始了繁忙的诊疗工作。到了中午，等李老师终于能停下来喝口水的时候，我赶忙询问孩子的病情，李老师轻松地告诉我今早孩子的体温已降至正常，病情明显缓解，已能正常进食饮水了。我那颗悬着的心终于落地了。孩子能够迅速转危为安，靠的是中医的传统针药方法，更靠的是具有高超医术和丰富临床经验的中医大师。

后来我又跟随名老中医田从豁教授学习。田老师时任针灸科行政主任，他性情平和，遇事沉稳，为人友善，处理问题有条不紊，颇有章法，为我们树立了很好的榜样。田老师针法特点是无痛进针，轻柔捻转。无论是 12 寸以上用于过梁针法的大针，还是通常使用的直径 0.25mm 或 0.3mm 的毫针，田老师均能熟练无痛地刺入腧穴，无论老幼均能接受。一般儿童看见身穿白衣的大夫，没等接触就会嚎啕大哭，不肯扎针。而田老师有自己的绝招，只见他一手擎针，一手摸着孩子的小屁股轻轻拍打，逗孩子玩，不经意间毫针就刺了进去，甚至可从大椎穴刺到长强穴。而孩子竟毫无察觉，不哭不闹，还举着小手摸着田爷爷的胡茬子咯咯笑，看着就像一幅爷孙玩耍图，没有一定的功力、指力，是绝对做不到的。

田老师平时常练气功，他练习气功与众不同，不需要特殊场地和大段时间，诊余间隙便可闭目小憩，练功片刻。即便是很短的时间也能迅速意守丹田，引气归原，休整片刻便又容光焕发，精神饱满，这样即使工作再忙再累也始终充满活力。田老师当时已经 90 岁高龄，仍能坚持门诊工作，既受益于练功，也得益于他的书法爱好。他曾对我说，练书法必须专注，不能分心，每一笔每一划都要屏息凝神才能写好，同时还要注意字的间架结构和字与字之间的合理位置，这样才能写出漂亮的书法作品。针灸治病同理，每扎一针都要认真到位，才能取得良好疗效。要想针刺得心应手，就一定要练习指力，练习书法即是在练习指力，其理相通。我们熟知的国医大师如程莘农、贺普仁、路志正等均是书法大家，他们的墨宝苍劲有力，精美无比，就像他们的医术一样，至善至美，所谓"医者艺也"，我想就是指此吧。

我刚考上研究生时，田老师就告诉我练习气功和练习指力的重要性，李老师在世时坚持每日带领病房患者于楼顶平台练习益智功，还让我用钢板刻写他亲自编写的气功教材，印刷成册，免费分发。在两位导师的引导下，我也对气功产生了兴趣，主要是练动功"大雁功"与静功，动静结合。如果没有大段的时间，就像田老师那样见缝插针挤时间练，比如做饭间隙在灶台旁、桌椅旁做一两个简单的"游龙功"动作，可瞬间感到筋骨舒缓，头脑清醒，这对我应对繁忙的临床工作帮助很大。针灸临床是脑体结合的高强度工作，没有健康的体魄很难坚持下来。

十三、宝坻锻炼完成论文

　　1985年是我读硕士研究生的第二年，因准备学位论文课题需要收集病例，田老师便亲自将我送到天津市宝坻县人民医院进行临床病例采集。记得刚到县医院就遇到一位50岁左右的妇女突发脑出血昏迷，伴高热，体温在40℃以上，持续36小时不退，病情危重。县医院组织了相关医护人员抢救，田老师被请来会诊，我随田老师来到患者床边，只见患者处于深度昏迷状态，面色潮红，喘息粗重，喉中痰鸣，呼之不应，田老师立即命人将一粒同仁堂的安宫牛黄丸研碎成泥，以水调和后鼻饲灌入患者胃中，同时在其十指尖及耳尖放血。次日清晨患者高热已退，呼吸和缓，喉中痰鸣明显减轻。立竿见影的疗效印证了针药并用治疗危重症的神奇。

　　在宝坻县人民医院，我看到、学到了许多，也收获了许多。我做的课题是"艾条温和灸对发热症的影响"，研究内容是患者体温在38℃以上时，以艾条悬灸（温和灸）法，灸其大椎、曲池（双侧）穴1小时，以皮表温度计检测灸疗前后患者体温的变化，同时耳垂采血观察治疗前后白细胞计数的变化。发热是临床常见症，哪科有发热患者，我就去哪科采集病例。疾病发生的规律一般是昼安夜甚，往往午夜时分患者体温最高，于是我经常半夜往病房跑，工作到凌晨是常事。病房值夜班的医生护士特别喜欢我，因为在采集病例时我还捎带能帮他们做许多工作，如腰椎穿刺、胸腔穿刺、静脉输液、心肺复苏、止血包扎等，我体会到了什么叫"技多不压身"！这都得益于在北京市第二医院学习期间打下的基础。在宝坻县人民医院同事们的帮助下，我学会了采血、推片、镜下计数观察和其他技术，顺利完成了病例采集工作。8个月的时间我收集了300多例发热病例，圆满完成了课题的临床观察部分。

　　回到广安门医院我又进行了动物实验，方法是将松节油注入实验家兔皮下，使其体温升高至38℃以上，再以艾条温和灸法，灸其"大椎""曲池"穴，同时进行艾灸前后体温、白细胞计数观察。在此过程中我又学会了采集家兔的耳背静脉血及抓取家兔称重、注射等，动手能力进一步提升，短时间内即顺利完成了动物实验。1986年春节前夕，我撰写完成了毕业论文初稿并交田老师审阅，田老师在繁忙诊疗之余对论文逐字逐句认真审阅，有时与我讨论修改直至午夜。在田老师的精心指导下，我历时3个月，反复修改了近10稿，终于完成了《艾条温和灸治疗外感风寒发热的临床及实验研究》的研究生毕业论文。1986年4月我参加了毕业论文答辩，答辩委员会由后来成为首批国医大师的程莘农、贺普仁两位教授担任正副主任，面对专家提出的问题，我信心十足，对答自如，因为论文中的每项内容、每个细节都凝聚着我的心血，最后我顺利通过论文答辩并获得了硕士学位，这是对我不懈努力的回报，是我从医道路上的又一个里程碑，同时也成为继续前进的新起点。后来我的毕业论文发表在1987年的《中医杂志》上。

十四、筹备针联又见风采

1986年7月研究生毕业后我就进入广安门医院针灸科工作。1986年7～10月，在田老师指导下完成了"氦氖激光照射耳降压穴对高血压病患者血压影响的临床观察"课题研究。这一工作结束不久，1986年底我又被借调到中国中医研究院（现中国中医科学院）"世界针灸学会联合会（WFAS）筹备处"工作，为世界针灸学会联合会成立和第一届世界针灸大会的召开做准备。我被分配在学术部负责英语文字工作，包括对外宣传、阅读信件、解答问题、安排会务等。这个工作既繁忙又繁琐，我从来没有接触过，纯属赶鸭子上架。我带着厚厚的各类英汉、汉英字典全身心地投入到这项"文秘"工作当中。当时电子设备还不普及，大量的信函需要分拆阅读，大量的文件需要用手动打字机编辑、打印，每天面对的是成百上千的国外信函，就这样我们鏖战了整整10个月，各项准备工作终于就绪。1987年11月23～24日，第一届世界针灸学术交流大会于北京人民大会堂隆重召开。大会推选中国中医研究院名誉院长王雪苔教授为第一届世界针灸学会联合会主席，通过了一系列针灸学法案，从此针灸学这一古老神秘的中医瑰宝堂堂正正地走上了世界的舞台。

这次大会有两件事给我留下深刻记忆。一个是关于针灸的"国籍"问题。

从事针灸工作近 10 年，我对"针灸是我国发明的，是我们的先人留给我们的宝贵遗产"深信不疑。没想到在这次大会上，日本、越南、韩国、法国居然声称针灸起源于他们国家，属于他们国家的遗产。要解决这个问题，必须以事实证据说话。此时中国中医研究院的马继兴教授从容不迫地站了出来，他将我国大量古籍文献、不同时代的出土文物资料摆了出来，对它们的背景及内涵如数家珍，娓娓道来。面对摆在眼前的文物资料和马老的精彩解析，以上各国代表无话可说。我刚读研究生时就听说马继兴先生是中国中医研究院的一宝，他的名字不但在中医界响当当，在北京图书馆（现国家图书馆）也是仅有的几位"免证"出入者之一。据说他竟将图书馆的椅子坐破了好几把。后来有机会听了马老的讲课，他渊博的知识令我赞叹，这次他又以深厚的功底、缜密的推理、严谨的思路、优雅的表述再次令我折服。正是马老的正本溯源确定了我国在针灸发展史上的地位，助力我们中国人获得了终身名誉主席的位置，他是中医界的骄傲。马老用行动再一次诠释了"梅花香自苦寒来"，他的精神值得我们学习。

还有一个是关于田从豁老师精湛针技的小插曲。大会开幕式时间定在第一天上午 9 时，就在开会前 1 小时，时任卫生部部长胡熙明的翻译苏志红女士突发过敏性哮喘，赶来会务组找田老师治疗。当时她满头大汗，喘得上气不接下气。我扶她坐好，田老师手持毫针，以左手探明天突穴位置，右手将针垂直刺入并缓慢捻针，当针尖碰到气管前壁时苏女士反射性咳了一下，只见田老师迅速调整进针角度，针体紧贴胸骨柄后继续向下刺入，得气后出针。然后又在风门穴进针向肺俞穴透刺，斜刺内关穴，田老师站着在风门穴行针，我蹲着在内关穴行针，快速提插捻转约 3 分钟后，苏女士喘憋渐渐平复，又留针 20 分钟，期间每隔 5 分钟行针一次。治疗结束出针后苏女士完全恢复了正常。当她清晰悦耳的声音回响在人民大会堂会议厅时，没人知道半小时前的她还是严重哮喘的患者。针灸治疗效如桴鼓，许多奥秘还有待分析阐明，作为中医人，我们任重而道远。

十五、走出国门弘扬针术

1993 年 7 月，我被派往意大利做学术交流。我乘坐的是俄航，由莫斯科转机，中途几经周折，备尝辛苦，终于到达意大利首都罗马。我走出机场天色已暗，看到接机的佩蒂、法比奥等人时心里有一种如释重负的感觉。她（他）们曾在广安门医院参观学习过，我也对她（他）们进行过针灸操作指导。令我没想到的是，当我激动地走向她（他）们时，迎来的不是拥抱和握手，而是佩蒂那双深邃"鹰眼"的冷酷审视，在她脸上竟然看不到一丝微笑。在打量了我 1 分钟后，她冷冷地问："Are you doctor？ Can you acupuncture？"突如其来的问话，使我瞬间清醒，她（他）们居然怀疑我的能力！我也明白了自己的处境，明显感到身上的压力。当晚又经过 6 个小时马不停蹄的颠簸，我被直接送到了水城威尼斯，到达威尼斯已是凌晨 2 点。本以为旅途劳顿能够好好休息一天，没想到次日清晨 7 时我就被叫醒，用过简单的早餐，法比奥带我来到他的玫瑰诊所。诊所真正的医生是法比奥的妻子柔丝，她主要是用家庭顺势疗法治疗小儿常见疾病，方法看起来很简单，让患儿手握药瓶，通过查看两手握力的不同决定选用何种药物，服用的药片是纯天然植物加工制作的。在玫瑰诊所工作一段时间后，法比奥夫妇和他们的朋友逐渐从我的诊疗方法和治疗效果中感受到了针灸的神奇与魅力，于是制定了一个计划，请我每周为他们讲授中医针灸课程。

讲课就得备课，诊所有几本中医书，还有我带来的几本，参考材料有限，剩下的就是靠平时打下的基本功了，借助英汉字典，我一边编写教案，一边开始了每周 1 次，每次近 10 个小时的中医针灸课程教学。那段时间，工作之余我剩下的时间几乎都是在查找资料和撰写教案，并根据学员提的问题不断补充修改。法比奥有两张道家的传世之图《内经图》和《修真图》，那是他去北京白云观游览时买的，在国内我没有关注过道家的东西，没想到为了备课，在万里之外的意大利我竟开始认真研读、揣摩、品味这两张图的含义，并渐渐悟出了一些儒释道与中医、针灸之间的关系，这对我讲授中医针灸课程大有裨益。中医学是系统科学，它以整体恒动观看世界；中药强调药性的四气五味，升降沉浮；而方剂讲求君臣佐使，合理配伍；治病讲求的是理、法、方、药；而针灸则讲求理、法、方、穴、术。当我将这一整套理论详细讲给意大利朋友时，他们惊奇的目光至今令我难忘，对于博大精深的中医和中国文化他们也肃然起敬。在给他们讲课的同时，也进一步巩固了我的中医基础知识，这也是难得的机会。同时我也更加相信，要想让外国人服气，就要有真功夫！

　　一次接诊了一位70多岁的男性带状疱疹患者。病灶在其右侧胁肋部，因为剧烈疼痛，患者已有近10天无法好好休息了，有时甚至彻夜不眠。虽每日注射止痛针，但仍无法缓解疼痛，大有痛不欲生的感觉。只见他头发蓬乱，精神萎靡，呻吟不绝。观其舌质红，舌苔白干，口唇干裂，脉象沉涩弦。根据中医学"不通则痛，通则不痛"的理论，我认为可以通过刺络放血将郁阻于经脉中的毒邪之气随血液排出体外，从而达止痛之目的。于是我为其做了刺络拔罐放血和毫针围刺。治疗结束后，患者疼痛明显缓解，满意离去。次日清晨家属前来告知，患者回家后喝了一大碗汤，吃了两片面包，安稳地睡了一夜，这是他患病10多天来吃得最香的一餐，睡得最好的一觉。事后柔丝告诉我，她们也曾对这位患者做了多种治疗，包括服用各种止痛药物及注射止痛针，甚至给患者服用了大剂量镇静安眠药物，但疗效都不理想，家属及患者已经出现焦躁情绪。柔丝等人亲眼目睹了针刺治疗的神奇效果，大大提高了学习积极性。法比奥也对这一病例很感兴趣，在他的帮助下，我撰写了一篇针刺治疗带状疱疹后遗神经痛的学术论文，发表在意大利学术杂志《明天》上，在当地引起了较大反响。

　　两三个月后玫瑰诊所的患者逐渐多了起来，常常接诊到很晚。一天晚上9时左右，一名男子陪着他70多岁的母亲前来就诊。只见患者用一条绷带吊着右上肢，表情痛苦，呻吟不断。问诊得知，患者在收拾餐桌时手托磁盘登高，脚下打滑欲摔倒，急忙用手撑地，致右手挫伤，腕部迅速肿胀并出现剧烈疼痛，不能活动。去当地医院急诊，X线检查未见腕骨骨折，接诊医生也未做其他处理，只是将其手臂垫上硬纸板再用绷带吊起，嘱其一周后复查。该患者平时一人居家，右手制动势必造成生活不便，无奈只好由其子带来玫瑰诊所再次就诊。只见患者右上肢被放置在硬纸板上，动弹不得，手腕红肿，手指活动困难，中指尤甚。这种情况如在国内，我们针灸大夫一般直接建议到外科或骨科处理，但此时此地我们无处可推。于是我先仔细看了患者的 X 线片，确定其没有骨折及骨裂，考虑其疼痛是因为腕骨的小关节错位导致周围的软组织损伤所致，当务之急应先消肿止痛，助其关节紊乱修复。于是我在其肿胀的腕关节处刺络，一时找不到适合手腕部拔罐的小罐，就临时找了个酒精瓶盖代替，用闪火法拔在刺血的部位，排出了许多瘀血。此时患者的中指已经可以弯曲了。去罐后，又在右侧曲池、外关、阳池穴针刺，采用"龙虎交战"的止痛手法，提插捻转行针，约 20 分钟后出针。患者疼痛明显缓解，手指及手臂已经可以活动了，她的脸上露出了笑容。在采用正骨手法帮助其修复腕骨排列后，我又取 10g 三七粉，用红酒（当时找不到白酒）调制成糊状涂于患处，并以绷带加压包扎，治疗结束，患者高兴返回。次日上午 10 时许，患者在其儿子陪同下手捧鲜花、巧克力和红酒前来道谢。其子告知，晨起后患者右上肢及其手指症状完全消失，做了早饭还清洗了碗碟，生活已能自理。他说如果当时按西医处理方法，等一周后再复查，真不知后果如何。这一案例提示我：要想成为一名优秀的针灸医生，知识面一定要广，内、外、妇、儿、骨伤、神经等科的病证均要掌握，同时要不断学习新知识，与时俱进，还要有娴熟的操作技巧，只有这样，才能从容应对各种突发事件，解决复杂问题。

随着患者增多，我的名气大增，经常有附近国家或地区的患者驱车数小时前来就诊。一天午后，诊室的宁静气氛被突然打破，一名 60 岁左右的黑瘦女子急匆匆闯进诊室，神情烦躁，大声地说着什么，搞得我一头雾水。一名交通警察冲了进来，与法比奥叽里咕噜连比划带说地进行交流，从他们的动作表情和只言片语中我判断出是该女子交通违规。这时从门外又走进一位文质彬彬服装整洁的瘦小男人，径直走向交警并向其解释着什么，看得出这是女子的丈夫，10 分钟后交警做完笔录离开了诊所。警察走后在法比奥和柔丝的帮助下，我了解了事情的原委。原来该女子为法国人，3 年前觉得舌头不舒服，开始仅有一点特殊的酸麻感觉，并不影响正常生活。后来这种感觉越来越重，同时出现针刺样疼痛，从阵发性到持续性，直至疼痛难忍，甚至整夜不眠，患者痛不欲生，数次欲跳楼自杀均被及时制止。曾先后求治过 10 多名国内外医生，服用过各种止痛药和安眠药，病情非但没有好转反而越来越重，连进食饮水都感到困难，尤其不能进食干硬粗糙的食物，甚至连面包都不能下咽，喝米汤、面汤都有刀割样的感觉。随着病情的加重，患者脾气也越来越坏，原本一个温柔贤惠、通情达理的女子，现在却经常因为鸡毛蒜皮的小事与家人争吵，患者及家人都很苦恼。近日闻听威尼斯有中国医生，觉得有了希望，因此特意驱车4小时前来就诊。由于患者求医心切，心急如焚，嫌丈夫开车太慢，索性抢过方向盘一路疾驰，以至于违反了交通规则。她对我说："大夫请救救我，如果不能治好我的病……"闻听此言，我顿感压力山大。

了解病情后，我开始做检查，患者年龄57岁，中等身材，黑瘦干枯，面无光泽，口唇干裂，脉象弦细紧。舌头是检查重点，只见她的舌体较瘦，没有咬痕、破损或者溃疡等，舌色鲜红，舌面光亮无苔，舌下络脉呈暗紫色。循经点穴检查发现其双侧蠡沟、曲泉、肝俞有明显压痛，根据中医学理论，此症为长期肝气不舒，肝郁气滞所致。郁久可化火，火热煎熬津液，母病及子，心火旺盛，心开窍于舌，火性上炎，上窜郁阻舌络，舌络不通，不通则痛。明确了病因病机后，治疗就心中有数了。

我让患者俯卧于床，先以右手食指、中指叠加按揉五脏背俞穴，重点为肝俞，再用三棱针于双侧五脏背俞穴刺络拔罐放血，留罐10分钟，出血约30mL。然后让患者仰卧，在双侧曲泉、蠡沟穴同法刺络拔罐放血，留罐10分钟，出血约20mL。然后针刺肝经募穴期门、脾经募穴章门、胆经募穴日月和胃经募穴中脘，再根据上病下取的原则针刺肝经的荥穴行间和原穴太冲及心包经的内关穴，留针30分钟后出针。治疗结束后让患者轻轻转动舌体，再舔舔口唇，患者居然没感到疼痛，让其喝水也无不适感。患者满心欢喜，与当初闯进诊所时判若两人，焦躁神情一扫而光。次日患者来电告知，由于舌体无痛，傍晚回家后即想吃东西，连吃了两大碗面汤，心情舒畅，当晚睡了一个3年来从没有过的好觉。一个月后，患者利用休假专程往返8个多小时驱车来看我，只见她红光满面，身体也较前丰满了一些。当手捧着她送来的鲜花及巧克力时，我再一次体会到中医学的神奇与博大精深。

在意大利工作期间，当地正在播放意大利著名导演安东尼奥拍摄的纪录片《中国》。这部纪录片是1972年安东尼奥在中国拍摄的，记录的是20世纪70年代中国大陆的人文风景。片中既有毛主席在韶山出生时住的土房和挂在土墙上的斗笠，也有70年代北京街头的境况。既有裹足的小脚妇女，也有叼着大烟杆在田间用落后的农具劳作的农民。当时的中国人身上穿的衣服基本是黑、蓝、绿三色，长安街上仅有几辆行走缓慢的破旧的拥挤不堪的公交车。人们大多居住在多如牛毛的小胡同、大杂院中，一大家十多口人围坐在一张小餐桌旁吃饭，饭桌上只有一两种菜肴。在影片的后半部分还出现了中国某地发洪水，解放军战士站在齐腰深的水里为老百姓搭建人桥，将老百姓从将要坍塌的破屋里救出并转移到安全地带的镜头。

看完纪录片，当地朋友们围着我问个不停，问我在中国医院工作的报酬是多少？能否吃得饱？中国的孩子们是否有学上？现在女孩子还裹脚吗？住的房子有多大？尤其对中国军人救助灾区的老百姓不能理解，他们认为百姓的生命财产安全与军人没有任何关系，虽然老百姓是纳税人。面对着诸多疑问和一双双渴望的眼睛，我觉得他（她）们太需要了解今天的中国了，与安东尼奥70年代拍摄此片时相比，20年后的中国已经发生了天翻地覆的变化，作为一名热爱自己祖国的中国人，我有义务有责任向意大利朋友介绍自己的祖国。于是我计划做一个系列讲座，专门介绍中国的大好河山和风土人情。

当时没有相机，没有幻灯片，没有图片，更没有计算机，内容只能从平时的知识积累中提取。在朋友的安排帮助下，我连续做了五场讲座，听讲人数每场在二三百人。这五讲的题目分别是：中国的传统节日、中国的医疗保健制度、中国普通人的生活和饮食文化、中国青少年的校园生活和中国的军民鱼水情。内容从春节、端午节、元宵节、中秋节，到政府实行的旧房改造，老百姓从破旧的大杂院搬进水电气一应俱全的新楼房，人均居住面积极大改善；从中国人每天的饮食，到能基本满足普通疾病治疗的医疗保健制度；从九年制义务教育的普及到青少年视力保健操等。生动的讲解加上法比奥他们之前拍摄的中国的传统节日、学校、医院等影视资料，使当地人对今日中国有了全新的印象，很多人表示有机会一定要到遥远的东方古国看一看，更要品尝一下中国的美味佳肴。中国的军民关系也是大家非常感兴趣的话题，意大利与我国一样，军队是靠老百姓纳税供养的。我的朋友告诉我，在他们国家，军队只负责保卫国家不被外来者侵犯，至于天灾人祸，像地震、洪水、火灾等都不在他们的职责范围内。而我们的军队来自于人民，服务于人民，与人民同呼吸共命运，在各种灾害中始终冲在第一线，保护人民的生命财产安全。我给他们讲南泥湾大生产，讲毛泽东主席、周恩来总理参加十三陵水库建设等，他们感到不可思议。讲座结束后，我身边多了很多异国朋友，至今 20 多年过去了，还经常有朋友到北京来看我。改革开放以来，我们国家的变化，北京的变化，我们医院的变化都令这些外国朋友赞叹不已。当我 2011 年再返意大利时，在罗马机场、车站广场上兜售虎牌清凉油的黑人小伙得知我来自中国时，再也没有当年鄙夷的眼神，而是两眼放光，伸出大拇指口称："中国，伟大！"现在想来，我作为一个普通的中国人，当时虽然身处异国他乡，但有强大的祖国和 14 亿同胞的支持，做了自己应该做的事情，我感到无比的自豪和骄傲，感到使命比生命更重要。

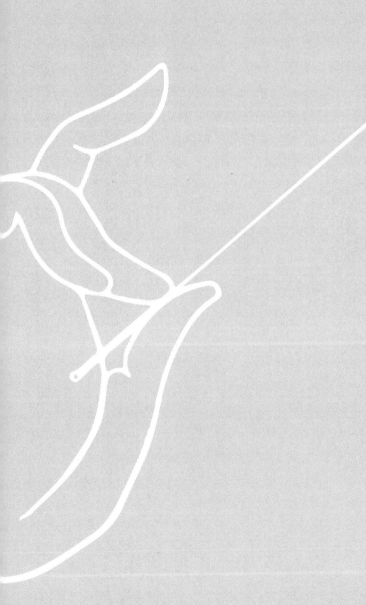

第二章

针法一得

一、针刺手法

早在《灵枢·官针》中就有"九变""十二节""五脏刺"等针刺手法的记载，多年的临床实践使我深感针刺手法的重要性。针刺手法运用得当与否与治疗效果关系密切。师从田从豁、李志明两位导师后，我对这一点有了进一步的认识，因此临证时对此格外用心，也有了一些体会。中医治病讲究辨证论治、因人施治、因病施治。针刺也应根据病变部位的深浅、发病的脏腑、病情的轻重、时间的长短、患者的体质等多种因素来决定选用何穴、采用何种手法，这样才能获得满意效果。

1. "治络三法"疗面瘫

面神经麻痹（面瘫）为临床常见病，一年四季皆可发病，且不分老幼。本病属经络病，病位表浅，不会波及内脏，无生命之虞。多数患者在发病1～2个月后可治愈，但少数患者经数月乃至数年仍不见痊愈，容颜破坏，直接影响工作、生活及社交，对患者的心理打击较大，这是患者求医的主要原因。

发病后面部皮表经络闭阻，气血无法运行，面肌难以濡养，贸然针刺效果不佳。在这种情况下针刺前的准备就显得尤为重要，我根据本病病位表浅、经脉气血郁阻的特点，结合多年的治疗经验，总结出针前治络三法。

（1）指针按揉法

患者仰卧于床上，施术前可先令其自行揉搓面部。医者双手消毒后，自患者鼻旁、鼻唇沟、口唇部及下颌部渐向上至前额、眼眶周围、面颊部点穴按揉，通常双侧同时进行，按揉2分钟左右，使面部皮肤松软，感觉舒适，局部经络气血开始畅通运行。

（2）面部闪罐法

"针灸拔罐儿，病好一半儿"，拔罐可帮助针刺行气活血，促进人体气血在经络中运行，使闭塞之经脉、络脉畅通。闪罐法是当罐子扣到皮肤上时即刻用力将其拔开的方法，这样重复数次，面部皮肤均匀潮红，患者感面部温暖，表明皮肤络脉打开，即可停止操作。

（3）浅刺排针法

此法为贺普仁先生的师妹孙伯伦女士传授。经手指按揉、闪罐治疗后面部皮肤温暖舒适松弛，此时以拇指、食指、中指三指并排拿住 9～11 支毫针，针尖排列在同一水平线上，以甩腕动作按眼轮匝肌、鼻旁、口轮匝肌到整个面部的次序轻轻叩刺，以患侧为主，健侧亦可少量叩刺。此法与其说是浅刺，不如说是敲打，相当于用针尖按摩皮表。治疗过程中患者没有任何痛感，施术后面部皮肤潮红，无破损及出血，面部络脉充分疏通，气血得以充分运行，有利于后面的针刺治疗。

人体是一个运动中的有机体，气血在经脉中流动不息，周而复始，针刺的作用在于调理经络，使运行无序的气血变为有序，从而恢复机体阴阳平衡。打个比方，交通警察站在十字路口中央，指挥南来北往、川流不息的人马车辆，使之有序通行，顺利到达目的地。交通警察发挥作用需要一个前提，就是街道上要有川流不息的人马车辆供其指挥，如果没有，交通警察就失去了存在的意义。所以当夜深人静，车辆稀少时，交通警察也就没有指挥的必要了。面瘫患部的经脉就像夜深人静后没有车辆通行的街道，没有生命活力，针刺也是同理。我科已故老中医高立山老师形象地说"死人身上无经络"，即为此意。治络三法即是基于这一病机特点制定的，其目的在于充分沟通络脉，激发局部气血运行，为毫针的治疗打下基础，有利于取得最佳疗效。在这一理论指导下总结出的治络三法，在改善症状、缩短病程上可取得显著效果。实践证明，在经脉通畅的基础上再以针刺治疗可收事半功倍之效。

2. 鸡足刺法治拘挛

中风偏瘫患者中很多人因肌张力增高而出现手指、足趾挛缩，丧失了自主活动能力。至此阶段临床治疗效果不佳，发病半年以上者更难恢复，采用普通针法治疗恢复手足功能几乎不可能，这是经长期临床实践证实了的。《灵枢·官针》有"凡刺有五，以应五脏"的针刺手法记载，其中第四种为合谷刺（鸡足刺）法，"四曰合谷刺，合谷刺者，左右鸡足，针于分肉之间，以取肌痹，此脾之应也"。中风患者一般在发病 1～2 周后即出现患肢肌肉松软并逐渐萎缩，伴患肢痿软或僵硬，此时采用常规针刺手法难以缓解上述症状，鸡足刺法则可取得独特疗效。李志明老师生前非常重视这一刺法，对肌张力增高，手指、足趾挛缩的患者，李老师常首选鸡足刺法治疗。通常遇此类患者，首先轻轻按揉舒展其手足及肢体，待患者手指、足趾末端温暖变软，经络气血开始运行，再进行针刺治疗，一般选用 1.5～2 寸毫针。

（1）手指拘挛刺合谷

首先以左手大指由轻渐重按揉患侧合谷穴，使凝聚在穴位中的气散开，打开穴位，即所谓"左手重而多按，欲令气散"。只有打开穴位才能减轻进针时的阻力，易于刺中经络，行提插捻转手法时顺畅无阻。当针刺入合谷穴，患者出现局部酸、麻、胀、重等感觉时即为得气，得气后即可进行针刺手法的第二步。第二步：轻柔提针，将针尖留在皮下，扳倒针体，使针尖向食指方向进一步刺入，令患者产生得气感，此时可见其食指轻微抖动。然后向外提针至皮下，令针尖向大指、大鱼际方向再次刺入，大指产生针感后停针。再次将针提至皮下，针尖向小指方向刺入，令整个手掌心及五指掌根部均有针感。此时原本僵硬紧握的手指常可慢慢张开伸直。最后将针尖指向劳宫穴直刺，留针 20 分钟后出针。再辅以康复手法牵拉、按揉、舒缓及对指训练等，通常将毛巾卷、卫生纸卷等物置于患者手中，令其握住，保持时间越长越好。元代王国瑞《扁鹊神应针灸玉龙经》有"一针两穴世间稀"之语，合谷刺却涵盖了合谷、二间、三间、鱼际、后溪、劳宫等六穴之多，既减少了多针刺入皮肤之痛，又可充分发挥调理气血、通经活络的作用。行此法针尖不出皮外，以免重刺皮而令患者疼痛。

（2）足趾拘挛刺太白

足趾肌张力增高时整个足部前掌挛缩，不能全脚掌着地，行走困难，此时可在太白穴施以鸡足刺法。先以 1.5～2 寸毫针直刺入穴，然后将针提至皮下，针尖转向足大趾，朝大都、隐白穴方向刺入，得气后再将针提至皮下，将针尖调向公孙穴方向刺入，足部有胀感后，再将针提至皮下，针尖指向涌泉穴后刺入，令整个足掌部均有酸麻感，此时原本挛缩的足趾常在不经意间伸展，留针 20 分钟。出针后帮助患者按揉放松下肢，抚平弯曲的足趾，舒展趾间关节。鸡足刺法可有效缓解足掌部的痉挛不适，缓解足趾挛缩状态。

3. 联合针法治语謇

中风患者除肢体活动障碍外常伴有语言功能障碍。语言功能障碍的原因，一是因为脑组织特别是语言中枢受损，还有就是脑对舌体的支配发生故障，导致舌体不能灵活运动。舌体运动对人类的语言交流起到至关重要的作用。当舌的部分功能受损，舌体组织功能也会相应受到伤害，我在给国内外学员讲课时，有时会让他们做个实验，让他们张开嘴，在舌体不动的情况下，先进行发音练习，简单报数 1、2、3，然后报出自己的姓名。这种两三岁幼儿都能完成的事情，这些成年人却难以完成。正常人尚且如此，中风患者就更难了。

李志明老师生前常在"语音穴"放血或针刺来改善言语功能。"语音穴"位于舌尖部，属经外奇穴，一般教科书无记载。在李老师的指点下，我开始对语音穴的针刺治疗产生兴趣，从毫针刺入疾出针、三棱针刺络放血，到后来的采用鸡足刺法，通过大量临床观察，总结出了鸡足刺法结合放血的联合针法，对治疗语謇疗效颇佳。

先令患者自行练习伸卷舌体，意在改善局部气血循环，为针刺做准备。然后在患者舌尖上下各放置一粒干净棉球，以左手拇指、食指捏住棉球将舌体拉出，右手将毫针从舌尖水平刺入舌体，然后将针慢慢外提至舌尖下，向左侧以 45°角再次刺入舌体，同法再向右侧以 45°角第三次刺入舌体，最后再次将针从舌尖向内后下方第四次刺入舌体后出针，每次进针深度在 1.2 寸左右，进出针手法要流畅。这种针刺方法可以通调舌体上下、左右、前后的气血，改善舌体僵硬症状，恢复舌体运动功能，有助于语言能力尤其是语音清晰度的改善。

针刺治疗后患者会明显感觉到舌体的柔软度增加，此时应趁热打铁，让患者做舌体运动，同时练习发音、吐字、吞咽等动作。很多患者针刺前吐字不清，针刺后吐字明显清晰。构音障碍者针后能清晰表述物体名称、自己的名字等日常常用字词，效果立竿见影。虽然即时效果非常明显，但要巩固成果并取得长期疗效，则需要患者的配合。每次针刺治疗后，患者都要抓紧一切机会进行锻炼，如吊嗓、练舌及与他人对话。这样经过一段时间的针刺治疗和舌体功能锻炼，语言功能可明显改善。

舌底部的变化亦反映出疾病对人体的影响，当患者脾气虚损，水湿运化失常时，可见舌体肿满，活动障碍，构音不清，口中似含块豆腐。根据津血同源的理论，刺络放血不失为健脾利湿、祛瘀通络、消除肿满的好方法。具体操作是：将患者舌体牵出，用三棱针在舌体表面按五脏分布以赞刺法快速点刺，此时舌体出血，再令患者嗫舌助血外出，以清水漱口，如是反复数次。临床观察，当经脉气血瘀阻，舌体肿胀时，舌体下方舌系带两旁的络脉变粗且呈黑紫色，此时以三棱针点刺数针后，暗紫色血液即可向外流出，令患者自主吸吮，将瘀血尽量排出。往往需反复 3 ～ 4 次，血顺畅流出后方能缓解舌下络脉瘀血。

我曾治疗过一位 80 多岁的女性患者，第一次接诊时她告诉我，每到晚秋季节就感到舌体胖大，严重时感觉舌头欲溢出口唇，咀嚼困难，饮水流涎，言语含混不清，还经常自己咬伤舌头。病证折磨得她身心疲惫，曾求治于多家医院，服中西药物无数，以至于看到药就反胃欲吐，故急切想用针灸治疗。我遂以三棱针于其舌面、舌下络脉点刺出血。考虑其年高体弱，故仅放血 5mL 左右。放血后患者顿感舌体变软，转动灵活，言语亦变得清晰，患者十分高兴。自此她每年晚秋时便来找我在舌下络脉放一次血，这样坚持了 10年之久，直至 97 岁高龄辞世。此为清理"鹊桥"桥墩之举，与桥工每年清淤作用相同，既巩固桥体又加强功能。

4. 拨筋缓急治肢瘫

拨筋法，顾名思义就是以针拨动经筋之法，主要用于肢体活动受限，抬举不能，屈伸不利。李志明老师生前带领我们查房时，经常现场示范拨筋针法，效果很好。操作方法：①施针前先帮患者活动患侧上肢，使其上肢活动到达其所能达到的极限，然后医者以左手拇指找到患者极泉穴附近的大筋，并加以弹拨，通常可见患肢随大筋的弹拨而动。②医者以左手拇指按压拨动大筋，右手持 1.5 ～ 2 寸毫针沿左拇指、大筋边缘迅速刺入至大筋的后下方，然后以针体用力挑动大筋，拨动一次令上肢整体运动一次，同时患者会有一种触电样感从上肢腋下传导至手指，反复拨筋 5 ～ 6 次后出针。③医者以左手拇指继续沿患者腋下捋筋至手少阴心经的少海穴并弹拨此处大筋，再以毫针沿大筋边缘刺入其下后方，反复拨筋 5 ～ 6 次后停针。④轻柔地拍打患者上肢，并活动其整个上肢及手指，亦可令患者自行以健侧手握住患肢进行活动，尽力完成抬举、牵伸、舒展等动作。用此法可隔日治疗 1 次，急性期可1 日治疗 2 次。经本法治疗，患者肢体抬举、活动功能都可有明显恢复。越早使用本法，肢体功能恢复越快、越明显。

偏瘫患者下肢功能障碍往往表现为抬举、屈伸受限，膝关节难以完成屈伸动作。一般治疗常选环跳、风市、绝骨、足三里、丰隆等穴，但总感觉疗效不尽如人意，此时可在足太阳膀胱经的委中穴施用拨筋法。与在极泉穴、少海穴操作相同，首先帮助患者活动患肢，以左手拇指寻找腘窝处的大筋并弹拨，右手持毫针贴近大筋刺入并拨动，令下肢随大筋的拨动而弹跳，反复拨筋 5 ～ 6 次后停针，再次帮助患者活动下肢，包括抬举、屈伸等，普通针刺与拨筋法配合应用，可有效改善患肢功能。

除膝关节外，髋关节、足踝关节功能的改善亦很重要。中风偏瘫患者行走姿态与正常人不同，因髋关节活动无力，行走需由躯干带动大腿；膝关节僵硬，弯曲不利；踝关节僵硬，屈伸不能，足掌难以完全平置于地面；趾关节不能弯曲，无法控制鞋。结果是患肢僵直，行走困难，鞋不跟足。针刺治疗髋关节时需同时治疗腰肌，因只有腰大肌、背阔肌、臀肌共同协调才能带动下肢的运动。可让患者侧卧于床上（尤其老年患者，通常伴有心肺疾病），轻揉其背部及下肢肌肉筋脉，同时助其做屈伸、牵拉等动作，使患肢经脉气血通畅。然后选取五脏背俞穴，毫针以 45°角向下斜刺，使五脏背俞穴之间气血得以沟通。再取 5 寸（125mm）芒针 45°角刺入环跳穴腠理下，以约 160 次 / 分的速度捻转针柄，同时匀速进针。当医者手下有沉、紧、涩感，同时患者出现酸、麻、胀、重感时为得气，此时继续进行提插、捻转针柄，促使得气感沿经脉逐渐传导至足。再于芒针旁左右各刺一针（1.5 ～ 2寸），即一穴三针。针身夹角为 45°。捻针速度及方法同环跳穴，使针感呈扇形向下肢传导。此即《灵枢·官针》记载的齐刺，"齐刺者，直入一，旁入二，以治寒气小深者。或曰三刺，三刺者，治痹气小深者也"。肢体偏瘫虽非属风、寒、湿杂合的痹证，但其病机仍为经脉瘀阻、气血失调，属"异病同治"之法，采用此法可有效扩展针感范围，增强疗效。留针 20 ～ 30 分钟后出针，患者可感觉患肢轻松有力，步履轻盈舒适。要注意避免一针下去有触电样感觉，患肢猛然挛缩，"得气"感过于强烈适得其反。这种情况下，开始治疗 1～2 次患者可能感到患肢轻松有力，但连续治疗几次后却可能出现疲惫感，甚至下肢如有灌铅样感，这是刺激过度的表现。齐刺目的在于扩大针刺作用的范围，有利于促进患肢经脉气血的运行，以及缓解肌肉、筋脉的紧张度。

对于足踝关节僵硬疼痛，我通常选用经外奇穴"跟上穴"。跟上穴在足跟直上 3 寸，跟腱两旁各 5 分是穴，与手腕部二白穴相似。针刺前医者先以拇指、食指捏住患者跟腱上下揉搓，感觉松软后，以 1.5～2 寸毫针，针尖向下，针身与皮肤成 30°角刺入，双手同时行轻柔提插捻转手法，使患者从足踝至足跟甚至足掌渐渐产生酸胀或微热感后，以毫针轻拨跟腱使足部颤动。李志明老师生前常用本穴治疗腰痛、半身不遂所致的肢体功能障碍。治腰痛时，针尖向上，用热补手法使针感传到承山穴或腰部为佳。安徽吴善斋先生亦常用此穴治疗截瘫和中风后遗症之下肢不举、足踝下垂等症。

二、透刺法

1. 八卦头针透刺

在头部采用针刺治疗疾病历史悠久。早在《黄帝内经》中就有头部腧穴治疗各种疾病的记载。如《灵枢·五乱》云："乱于头，则为厥逆，头重眩仆……气在于头者，取之天柱、大杼。"脑为"髓海"，头为诸阳之会，手足六阳经皆上循于头面。足太阳膀胱经起于目内眦，上额、交颠；其支者，从颠至耳上角；其直者，从颠入络脑，还出别下项；督脉上至风府入于脑、上颠，循额至鼻柱。人体所有阴经的经别合入相表里的阳经之后均到达头面部。以上诸经纵横交错，将脏腑组织、气血津液与脑紧密相连。在气街学说中头之气街列为首位。古人在长期的医疗实践中早已认识到头部的重要性，关乎性命的"首级"至今尚存许多待解之谜。但我们的先人早在数千年以前就开始尝试、摸索头部的针刺治疗方法并观察其疗效，同时总结了大量的经验与方法。

头针又称头皮针，区别于传统腧穴针刺方法的头针或头针体系于 20 世纪 70 年代由山西焦顺发教授开始运用并公布于世。头针疗法是在传统针灸理论的基础上结合西医学理论创立的，目前已广泛应用于临床，以往文献对头针亦有较多表述。因头针流派、所治病证、刺激部位、干预措施及操作手法等不同，其疗效亦有差异。各派虽各有所据，理论、分区有所不同，但均离不开脏腑、辨证、辨病。在头部用头针透刺法，可起到用针、用穴少而精的效果。头针常用的针刺手法有直刺、斜刺、赞刺等。临床中我常用八卦头针法为主进行治疗。

八卦头针法取穴以百会穴为中心，分别在其左、右、前、后、左上、左下、右上、右下方向取穴，百会旁开 1 寸为小八卦，旁开 2 寸为中八卦，旁开 3 寸为大八卦，共 3 组八卦穴。根据经脉之迎随补泻理论，针刺百会穴，针尖向前方平刺 0.8～1.2 寸，为随经补法，令局部产生酸胀或压迫、沉重感。八卦头针的补法是向百会方向针刺，八卦穴均向百会穴透刺 0.8～1.5 寸，自大八卦穴向小八卦穴方向进针。八卦穴交替运用，每次选四个方位的穴位。针刺得气后，接上电针仪，采用疏密波，强度以患者能耐受为度，通电 30 分钟。与直刺法的点状刺激相比较，透刺针法具有取穴精简、针感强、刺激范围广、刺激强度均匀的优点。此法将腧穴的点与线、点与面结合起来，充分利用头部的经络网状系统，弥补了传统头部穴位取穴及刺激范围的不足。百会为诸阳之会，以八卦针法将颠顶、头部经络腧穴连通，其中包括督脉、肝经、太阳经、少阳经、阳维脉、阴跷脉等。八卦头针补法将阴阳经气血运送到百会颠顶部，改善了督脉、髓海气血不足，促进了头部气血运行，有助于治疗脑血管疾病、失眠、精神情感障碍、慢性疲劳综合征、亚健康等。八卦头针的泻法相反，针刺百会穴时，针尖向后头部平刺 0.8～1.2 寸，为迎经泻法。刺八卦穴时，自小八卦穴向大八卦穴方向透刺，针尖向外，每次选取 4 个八卦穴。八卦头针透刺，极大地加强了经络之间经气的联系和针感效应，一针透多经，各经同时得气，使各经络的经气连通，进一步推动血液运行。泻法的目的是疏泄瘀阻于经脉的气血，用以治疗头风，头疾、疼痛、肢体酸、麻、胀、重等经脉气血瘀阻的病证。更重要的是，通过八卦头针透刺法，使髓海得以调理，心身得以平复，患者常感针后头清目明，进而促进疾病痊愈。

中医学认为，中风病总病机为阴阳失调，气血逆乱，直冲犯脑，导致脑脉闭阻或血溢脑脉之外。《素问·阴阳别论》曰："三阳三阴发病，为偏枯痿易，四肢不举。"明确指出"偏枯痿易"与阴阳经皆有密切关系，而中风后痉挛状态也是因阴阳经气失调所致。关于针灸治疗方法，《灵枢·根结》指出"用针之要，在于知调阴与阳，调阴与阳，精气乃光，合形与气，使神内藏"。八卦头针透刺法在调理阴阳、调理十二正经与奇经八脉气血平衡关系中起到了重要作用。

2. 督脉膀胱经透刺

督脉位于背部，两旁伴有足太阳膀胱经。足太阳膀胱经为"人身之藩篱"，少气而多血，是十二正经中循行路线最长的经脉，也是腧穴最多的经脉。五脏六腑的背俞穴分布于膀胱经上，所处位置与其所属的脏腑紧密相邻，通过经络相互关联，由表及里、由里及表，内外沟通，维持人体五脏六腑之间的平衡及生理功能。当人体患病时，邪气亢盛，正气虚损，在五脏六腑的背俞穴上可出现相应的病理变化。督脉总督人身之阳，是人体阳气最为旺盛之经脉。我们在针刺时可从督脉上的腧穴进针，针尖指向相应的膀胱经背俞穴，针尖的方向亦即正气、阳气运行输送的方向。通常针柄与皮肤的夹角为15°左右，进针后做轻轻捻转提插，当针下产生沉、紧、涩等得气感后留针20～30分钟。本法意在从督脉取气以补膀胱经之气不足。

（1）身柱透肺俞，神道透心俞

心肺同属上焦，外感风寒时外邪首先侵犯足太阳膀胱经，症见项背强几几、头项肩背酸痛乏力，有汗或无汗，恶寒，同时有口、鼻、咽部不适，口干咽痛，鼻塞或流涕等，继而可出现胸闷气短等症，此为外感表证，病在上焦，可同时使用上述两组透刺针法。首先令患者俯卧于床，充分暴露背部，取1.5～2寸毫针，针体与皮肤成15°夹角快速刺入身柱、神道穴，均采用一穴双针法。然后分别向肺俞、心俞（双侧）方向进针1.2～1.5寸，并以平补平泻手法捻转提插，此时患者大多数可感觉项背部发热并伴有沉重感，此感觉可传导至双肩及腋下，此为得气，留针30分钟左右。同时可在五脏背俞穴拔火罐，双侧五脏俞可同时拔10只火罐。我通常酌情于患者胁肋部胆经、肝经循行处，腋中线附近再各拔火罐1～2枚（双侧同时）。留罐7～10分钟。本治疗方案的目的：①扶正祛邪。从督脉补充正阳之气于肺俞、心俞，补气于上焦，气行则血行，补正气以驱表邪外出。②促进"上焦如雾"之功能。上焦宣发中焦上输的水谷精气，充养身体各部，上焦气血充盈，才可起到心肺输布气血、灌溉并温养全身脏腑组织的作用。③给邪以出路，针刺后，外邪大部分从心俞、肺俞排出体外，在五脏背俞穴拔罐，可开腠理，引邪外出，且御邪内侵。④重视并利用少阳经的特殊作用，少阳为枢，枢动则开阖自如。外感病时气机表里失常，出入障碍，上下升降功能受阻，患者常伴有恶寒、毛孔闭阻而无汗、大便秘结等症，即是少阳道路不通的表现。因此，在少阳经循行的腋中线施以罐法，开通少阳之路，可弥补单纯针刺治疗之不足。

（2）肝俞透胆俞，脾俞透胃俞

肝、胆、脾、胃几个脏器同位于上腹部，膈下脐上，出现消化系统病证时，肝、胆、脾、胃的背俞穴为最佳选择，我通常在此四组八个穴位上施以透刺针法，疗效颇佳。具体操作：医者以左手大指找到肝俞穴后，由轻渐重慢慢加深按揉，当指下感到空软时，右手持 2 寸毫针，针尖朝向胆俞穴方向，针身与皮肤夹角小于 30°刺入，轻柔捻转，缓慢提插，进针 1.8 寸左右，当针下有沉、紧、涩感后留针 20 ～ 30 分钟。对侧肝俞穴同上操作。再以左大指寻按脾俞穴，当指下感到空软时，右手持 2 寸毫针，针尖朝向胃俞穴方向，针身与皮肤夹角小于 30°刺入，轻柔捻转针柄，缓慢提插，进针 1.8 寸左右，当针下有沉、紧、涩感后留针 20 ～ 30 分钟。对侧脾俞穴同上操作。留针期间，患者背部有酸胀、麻木或沉重发热感，此感可向下传导至腰部，此时于背部四穴间双侧各拔罐两枚，于患者腋下、胁肋部双侧各拔罐两枚，留罐 7 ～ 10 分钟。针刺的目的是疏通中焦瘀阻，引邪下行及向少阳外散。"胃气以降为顺"，针刺的方向即胃气运行的方向。针刺后，运用提插捻转针法引郁气下行，以通利中焦，恢复中焦上下斡旋的功能。脾胃与少阳枢机的关系密切，《医学求是》曰："枢轴运动，则中气得以运行，脾升胃降，有赖少阳之转枢焉。"从调理少阳枢机入手，从胆治疗脾胃病，恢复脾胃的正常升降功能，可以取得较好的临床疗效。本法意在加强脏腑间联系以利中焦。

3. 腹部透刺

腹部透刺法在临床中应用十分广泛，由于腹部面积较大，脂肪层较厚，故通常采用芒针透刺。芒针针体细长，可达毫针之不可达，故适合治疗深邪远痹、顽疴痼疾，且芒针透刺有一针多穴的效果。芒针丰富了针灸的功能主治，弥补了毫针浅刺的不足，对于多种疑难杂病有着独特的疗效，其运用手法灵活，取穴精当，通过十二经络、经别和脏腑的联系达到治疗疾病的目的。其治疗特点可概括为"疏弹趋动，技巧术行"，即利用芒针深刺的治疗方法，疏导脏腑、经络气血，通过经络感传及气至病所，实行灵活的补虚泻实手法，使良好的感应趋之下行，直达病变所在之部位。芒针透刺法既能加强刺激，又能疏通经脉，加强表里经脉之间的联系，起到调节气机的作用。

（1）大横透中极

大横为脾经腧穴，位于脐旁4寸，别名"肾气"。双侧大横穴与中极穴在下腹部可形成一个等腰三角形。在此三角形中，囊括了足太阴脾经、足阳明胃经、冲脉、足少阴肾经、任脉及带脉的穴位。既有阴经，又有阳经，还包括奇经八脉中的三脉。脾胃为后天之本，肾为先天之本，大横穴透中极穴，可起到先后天同调的作用。双侧大横相连，为等腰三角形的底部，其连线中点为神阙穴，神阙穴为任脉之腧穴，任脉为阴脉之海，与督脉相表里，二者皆经过脐。脐又为冲脉循行之所，冲脉为十二经脉之海，故冲、任、督三脉"一源而三歧"，皆交汇于脐，故脐为经络之总枢，经气之汇海。有资料表明，不断刺激神阙穴及附近腧穴，会使脐部及其周围皮肤上的各种神经末梢进入活动状态，可促进人体的神经、体液调节，提高免疫功能，激发抗病能力，从而改善各组织器官的功能活动，尤其是能加速血液循环，改善局部组织营养，改善植物神经系统功能，发挥防病治病的作用。由此可知这个倒置的等腰三角形对于人体的重要性，由于其特殊的解剖部位及相应的经络系统的联系，故有广泛的治疗作用。如对常见的生殖泌尿系统疾病、不育不孕症、肢体功能障碍、睡眠障碍、脾胃病、耳鸣耳聋、慢性疲劳综合征、乳腺增生等，均有佳效。

操作方法：针刺前嘱患者先排空膀胱，平卧，暴露腹部。医者以手顺时针按揉患者腹部，力量由轻渐重，当感到腧穴打开，指下无阻力时方可动针。①进针：刺手执5寸（125mm）芒针针柄，押手执针身下端，抵在大横穴上，针尖朝向中极穴，两手同时配合用力，刺捻结合，轻捻缓进，进针深度4寸左右。②行针：进针到一定深度后，针下出现沉、紧、涩感，为加强得气感，应继续行针。行针时刺手以拇指、中指、食指夹持针柄，在轻柔抖动针柄时，小幅度上下提插针身，同时前后小幅度快速捻转（每分钟160～200次）。押手食指轻轻向下循按针身，如雀啄之状。为扩大感应，提插范围可略大。双手动作要配合默契，频而细，轻而柔，以免引起患者不适。在运针的同时，患者可感觉少腹部有微酸胀感，甚至出现较为舒适的热感，部分患者的针感甚至可传导至下肢、腹股沟处。③出针：透穴后可留针20～30分钟，出针时，亦需刺手和押手配合，沿刺入之方向缓缓退出，用消毒干棉球按压针孔片刻。出针后再次轻揉患者腹部，令患者休息数分钟后再离开。

脐下少腹部类似大横透中极组成等腰三角形的芒针刺透穴法，根据病情需要还可以有不同穴位的透刺组合。

（2）子宫透曲骨治疗妇科、男科疾病

子宫穴为经外奇穴，位于脐下4寸，前正中线旁开3寸（男子为睾丸穴）。曲骨穴位于耻骨联合上缘，前正中线上，为任脉腧穴。用5寸芒针从子宫穴进针，向曲骨穴方向透刺，"得气"后行震颤手法，使患者局部有紧缩感或向会阴部走窜感。用以治疗妇科、男科疾病，如原发性卵巢功能不全（POI）、月经失调、不孕不育、内分泌失调、阳痿、早泄等。透刺深度达到肌层，可起到刺激腹腔内局部组织器官的作用。既扩大了刺激范围，又可一针贯穿脾经、胃经、肾经、冲脉、任脉5条经脉，既能补肾益精，滋补先天之气，又可培土健脾，祛湿调经，滋补后天之气。在调理先后天气血津液的同时，阴阳失衡亦得到调理。故能够治疗不孕不育及男女生殖系统疾病。

（3）天枢透关元脾胃、大小肠同调

天枢穴在腹部，平脐旁开2寸，为足阳明胃经腧穴；关元在脐下3寸，位于前正中线上，为任脉腧穴。天枢为大肠经之募穴，关元为小肠经之募穴，调气首选募穴。募者，募集也，募穴的功能为募集五脏六腑之气，是精气汇聚停留之所，邪气聚集之地，也是人体的气机凝聚、储藏、转化之所。当人体阴阳气血运化失常，气机不畅，在此处停留则易发生气滞，从而导致癥瘕积聚等病证，故临床应用中选用募穴既可调节脏腑功能，又可去脏腑之邪，达到理气通滞的效果。大肠、小肠同为消化之腑，大肠经、小肠经之募穴透刺治疗，可起到同时调理脾胃及大肠、小肠之功能。

上述腹部不同的三组穴位透针法，恰似在腹部组成了三个相似的等腰三角形，涵盖了多条经脉、多个脏腑，可治疗不孕不育、内分泌失调、代谢综合征、脾胃病、二便失调等多种疾病。"腹部为人类第二大脑"，薄智云老师的话很有道理，腹部透针法取穴少，作用广泛，在针灸临床治疗中屡试不爽。由于腹部皮厚、脂肪较多，此处对透针法要求的指力更高。

4. 四肢部透刺

四肢为人体重要的组成部分，也是手足十二经气血运行的重要区域。四肢的经穴既可治疗四肢局部的疾病，也可治疗五脏、头面的疾病。四肢上的穴位很多，尤其是位于四肢肘膝关节以下的穴位大部分为"特定穴"。我常用内关透外关、三阴交透绝骨等方法治疗肢体疾病，此为"从阳引阴，从阴引阳"之法，亦属于"相对穴"透刺法。"相对穴"是指四肢内外侧或躯干前后方相对应位置上的腧穴。如内关与外关、曲池与少海、阴陵泉与阳陵泉、悬钟与三阴交、昆仑与太溪、然骨与京骨等。这些腧穴一个属阴经，一个属阳经，位置上有阴阳表里相对的特殊性，配合应用调理阴阳，常获相得益彰之效。

（1）内关外关透刺疗内外合病

①内关透外关：内关穴为手厥阴心包经络穴，八脉交会穴之一，通于阴维脉。外关穴为手少阳三焦经络穴，八脉交会穴之一，通于阳维脉。两经互为表里，除可治疗本经胸闷、心悸、癫狂、臂肘挛急、腹胀、水肿、遗尿及五官病外，还可治疗阴阳维脉之疾病，此二穴一个主治内伤疾病，一个主治外感疾病，当内外合病之时，二穴合用疗效更佳。

一日午后，一位中年男士弯腰捧腹前来就诊，患者面色苍白，大汗淋漓，口唇发白。进门冲我喊了一声肚子痛，就倒于诊床之上，我急忙赶至床边，问他怎么回事。患者已说不出话来，视其腹部微微膨隆，按之稍硬，拒绝重按，望其舌质色紫暗，无光少苔，诊其脉弦硬有力、微涩。因患者胃脘部剧痛，不能配合进一步检查，当务之急是缓解疼痛。胃、心、胸到底是哪一脏腑的病变，此时难以区分，也来不及思考，最佳选穴为"内关穴"。遂取 2 寸毫针，以左手大指按揉患者内关穴，待穴位打开后，针身与皮肤呈 45°角向上（心脏方向）斜刺，进针后缓慢提插捻转，徐徐入针，使局部出现酸、麻、胀、重得气感。另侧内关穴同法操作，留针，每 5 分钟捻转一次。患者疼痛逐渐缓解，脸色开始泛红，可以回答问题。经询问得知，患者发病前 2 小时与朋友聚餐，餐厅空调吹着冷风，患者喝了不少冰镇啤酒并进食肉食，不久就出现了上述症状。针刺少顷，患者胃脘痛已缓解，但觉身寒肢冷，手足皮肤均凉。于是将刺入内关的毫针轻轻提起至皮下，以左手中指抵在外关穴处，向外关穴透刺，当外关穴感到触动时提针约 0.5 寸，再快速进针，如此反复 3 次，留针 30 分钟，每隔 10 分钟行针 1 次，双侧内关穴同时进行。留针期间又在两侧足三里穴各刺一针。出针后，患者感周身舒适，恢复如常，嘱其今后饮食有节，忌生冷油腻、肥甘厚味。此表里经同时患病，需解瘀驱寒，先解瘀止痛，再驱寒扶正。"阳维为病苦寒热，阴维为病苦心痛"，《难经》此处所言心痛涵盖了胃、心、胸之疾，内关穴通阴维，故首选。于此穴施针，行针解结祛瘀后，再予泻法进针透刺外关穴，使外邪借少阳通路而解，入里之寒气外出，不仅使胃之痉挛疼痛彻底平复，而且使形寒肢冷之症顷刻缓解，此即"从阳引阴者，病在阴而治其阳也"。

②外关透内关：临床上还经常采用外关穴透内关穴的方法，此即从阳引阴、从阴引阳法。阴经的病证可取相表里的阳经穴位，阳经病证可取相表里之阴经穴位。在治疗选穴前，要认真辨证分析，辨别清楚是"阴病"还是"阳病"，当以外感证为先发病证（无论是外感风寒还是外感风热），同时伴有腹胀、水肿、胸闷、心悸等症状时，可首选外关穴。取 2 寸毫针，以左手大指按揉患者外关穴，待穴位打开后，针身与皮肤呈 45°角斜刺入针，针尖向手指部。进针后重提插、快捻转，当针下产生酸、麻、胀、重得气感时，留针 15 分钟，然后将针提起 1 寸左右，以左手中指抵住内关穴，再将针向内关穴刺入，紧按慢提（重插轻提）为补，得气后，在提按捻转的过程中细心体会腧穴经气被引动带领的感觉，此时医者常可获穴位皮下抽动的感觉，留针 30 分钟后出针。留针过程中患者常有胃肠舒缓感。本法可使脏腑之正气汇聚调整，邪气得以转运外出，外感及内伤病证得以缓解。

（2）阴陵泉、阳陵泉透刺疗中风

①阴陵泉透阳陵泉：阴陵泉为脾经的合穴，位于小腿内侧，胫骨内侧髁下缘与胫骨内侧缘之间的凹陷中。阳陵泉为胆经的合穴，又为八会穴之筋会，在小腿外侧，腓骨头前下方凹陷中，"合"有汇合之意，喻江河之水汇合入海。位于膝关节附近，其经气充盛且入合于脏腑。《灵枢·顺气一日分为四时》曰："经满而血者，病在胃及以饮食不节得病者，取之合。"《难经》又曰："合主逆气而泄。"合穴主要用于六腑病证。此两穴合用，除治疗其本经病证外，又常用于中风偏瘫的患者。

中风急性期（发病后2周内，中脏腑可至1个月）肢体多瘫软无力，这是由于气血不足，脉络空虚，风邪入经络或气虚推动无力，血液运行不畅，气血闭阻，肌肉筋脉失于濡养而致。首先选用阴陵泉透阳陵泉，取2寸毫针，以左手食指重按阴陵泉穴，待穴开后，右手持针向阳陵泉穴方向快速刺入，深度约1.5寸，使针下有鱼吞钩饵的沉浮感，患者可感到自下肢内侧至足内侧有酸胀重感，此操作为先以补法，在通调经脉气血的基础上复苏脾气，再借助泻法打通少阳之路，同时汲取少阳之经气，推动、促进脏腑气机的运行，即"从阴引阳"之法。

②阳陵泉透阴陵泉：中风恢复期（发病2周或1个月至半年内），肢体拘挛多与阴跷脉、阳跷脉脉气失调和阴虚失养有关。《难经》曰："阴跷为病，阳缓而阴急；阳跷为病，阴缓而阳急。"《景岳全书》言："凡属阴虚血少之辈，不能养营筋脉，以致搐挛僵仆者，皆是此证……凡此之类，总属阴虚之证。"指出阴虚可导致肢体拘挛。因此，恢复期痉挛状态可采取阳陵泉透阴陵泉的刺法，从阳引阴，调和阴阳。先以左手食指重按阳陵泉穴，待穴开后，右手持2寸毫针，向阴陵泉穴快速刺入，深度约1.5寸，再以左手食指抵住阴陵泉，待有明显针尖拨动感后轻提重插，使针下有鱼吞钩饵的沉浮感，患者可感到自下肢外侧至足外侧、足背部有酸胀重感，甚至可见足趾抽动。此操作为先以补法在通调少阳经脉气血的基础上打开少阳通道，再借助提插捻转补泻手法，同时补充脾胃脏腑之气，推动促进脏腑气机的运行，即"从阳引阴"之法。

中风后遗症期（发病半年以上）久病入络，耗伤气血，气血运行不畅，风火痰瘀之邪留滞经络，气血亏损未复，邪气独留，半身不遂。"从阴引阳，从阳引阴"法的采用可视患者的具体病情而定，通常是在进行康复训练的基础上，两种透刺法交替进行。中风后偏瘫为阴阳失衡之"阳急阴缓"或"阴急阳缓"，治当"扶阴抑阳"或"扶阳抑阴"，使阴阳平衡。痉挛期当肢体肌张力增高时，采用手足阳经穴位透刺阴经穴位，即刺激痉挛肌与拮抗肌，并辅以相应的补泻手法，缓解肌肉痉挛，实现生物力学平衡，与"Brunnstrom[①]偏瘫恢复理论"有异曲同工之妙。因此，分期透刺针法是在中医学和西医学理论相结合的基础上，根据中风病不同时期的机体状况，针对中风后偏瘫所采取不同透刺法的治疗规律和经验的总结。

5. 足部透刺

（1）太冲透涌泉疗中风

透刺法并非通常理解的以较长针具一针刺两穴那么简单，在肌肉较薄的四肢末端，长针难有施展的条件。我的经验是，根据穴位所处的部位选取适宜的针具，采用适当的操作手法。以中风患者为例，多表现为足大趾背伸、外展及跖屈功能失常。我通常首选太冲穴，此穴临近足大趾、二趾（经穴所在主治所及），为肝经的输穴和原穴，肝主筋，以疏泄条达为宜。足趾拘缩活动不利，疏肝理筋为治疗大法。

选用 1.5～2 寸毫针，针身与皮肤呈 30°～45° 夹角，针尖朝向大趾、次趾相交的尽端，右手持针快速将针刺入，轻揉捻转针柄，使针身缓慢均匀到达腧穴深层。左手中指放置在足底涌泉穴上，当感到有明显针尖顶触感时停止进针，做提插捻转手法，使医患同时出现较强的"得气"感，然后行缓进疾提的"泻"法数次。经此刺激，原本拘挛的大趾可在不知不觉中舒展开来，僵硬的足掌放松下来。一般恢复期患者可每周治疗 2～3 次。

肝为阴尽阳生之脏，疏泄过度，反易成为"无水之木"。故在针刺泻太

---

① Brunnstrom 技术是由 20 世纪 70 年代的瑞典物理治疗师 Signe Brunnstrom 创立的一套针对中枢神经系统损伤后运动障碍的治疗方法。主要依据患者运动功能恢复的各个不同阶段，提出了"恢复六阶段"理论，即肌张力由低逐渐增高，联合反应、共同运动、痉挛状态逐渐明显，随着共同运动的完成，出现分离运动、精细运动等，直至完全恢复正常。此疗法利用各种运动模式诱发运动反应，再从异常运动模式中引导、分离出正常运动的成分，达到恢复患者运动功能的目的。

冲穴后应改用补法，滋水以涵木，即于针刺至涌泉穴时行疾刺缓提的补法，同时捻转针柄，反复数次，令患者足掌有温暖舒适之感，大趾及其余四趾力量均有所增强，留针 20～30 分钟。继而在其余足趾间以 1～1.5 寸毫针各刺入一针，行提插捻转手法，以患足局部出现酸胀为度，留针 20～30 分钟后出针，出针后按揉针刺穴位。通常在针刺治疗 1 个月后需停止治疗 2 周左右，针灸治疗的同时要结合肢体功能的锻炼。

（2）太白透涌泉

太白为脾经之输穴、原穴，在第一跖趾关节近端赤白肉际凹陷中。主要治疗脾胃失调、胃肠不和、腹痛肠鸣、体重节痛之症。肢体功能障碍，半身不遂，足掌、足趾僵硬活动不利可选用本穴治疗。患者仰卧位或侧卧位，针前可先按揉患足掌部、背部及趾间，使患足经脉气血运行，然后选 1.5～2 寸毫针，以左手中指垫于涌泉穴处，右手拇指、食指、中指持针向涌泉穴方向刺入，当针下出现沉、紧、涩感，同时垫于涌泉穴之手中指有针尖刺动感时，患者可感觉足部、足掌有酸胀感，此时轻柔提插、捻转针柄，速度在每分钟 160 次左右，逐渐增加得气感，留针 20～30 分钟，期间每隔 5 分钟行针一次。出针后，再次按揉足掌、足趾，并令患者自行活动足趾、足踝。可酌情让其下地站立及行走锻炼。患者站立时亦可嘱其以足掌踩踏墙体、踢脚砖或路边石，坐位时练习以足掌交替打拍子。太白透涌泉亦为先后天之气交融之法，太白穴为脾之经气、原气汇聚生发之所，涌泉为肾之经气升发之所，先后天之经气在针刺的引导下相互融合、相互沟通，可有效促进两经经脉气血的运行，促进患肢康复。

三、腧穴特性配伍法

影响针灸疗效的因素众多，腧穴配伍为重要因素之一。早在《黄帝内经》中就已经有了比较明确的腧穴配伍方法，书中记载的针灸处方有 240 多首，形成了符合临床实际的腧穴配伍理论和常见病的治疗方案，为后世的针灸腧穴配伍打下了基础，树立了标杆。虽然随着科学技术的日益进步，针灸作用原理的研究不断增多并逐渐深入，但我们仍需继续汲取古代针灸经典中的精华，将古代理论与现代临床实践有机结合，才能进一步提高临床疗效。

腧穴配伍是将两个或两个以上穴性特点相似，功能主治相辅相成的腧穴按照一定的规律配合使用的方法。"配"，《玉篇》曰："匹也，媲也，对也，当也，合也。"即为二者功用匹配、相当、相互配合使用之意。"伍"，《汉书》曰："八八为伍。"《广韵》曰："伍，行伍。"即为有内在联系的事物相互组合之意。腧穴配伍后的治疗效果有别于单穴治疗。《针灸精义》中指出："不知穴之配合，犹如癫马乱跑，不独不能治病，且有使病机变生他种危险之症状。"指出了腧穴合理配伍的重要性。

腧穴配伍有很多方法，如局部配穴、远近配穴、对症配穴等。高等中医药院校针灸学教材均有论述，此不赘述。通过大量临床实践我体会到，仅了解腧穴间的一般配伍方法是远远不够的，结合中药理论中的七情（相须、相使、相恶、单行、相畏、相反、相杀）理论进行腧穴配伍，常可达事半功倍的效果。针灸腧穴与中药有相通之处，也存在相使、相须、相恶的配伍关系。

1. 相须、相使配穴法

记得 20 世纪 70 年代末，我在北京中医医院跟随贺普仁先生学习，先生随便问了我几个小问题，因我当时中医基础薄弱，回答均不到位，先生就叮嘱我找李文宪的《针灸精粹》[①] 这本书来学习，并明确告知此书最大的特点是对腧穴及穴性讲述得十分精辟，欲学好针灸，必读此书。由于当时的特殊环境，古典医籍的出版发行尚未受到重视，故找这本书如同大海捞针，我在北京奔波寻找了数年，甚至委托外地的朋友寻找均无结果。但是贺老的嘱咐我一直铭记在心。功夫不负有心人，终于在 20 世纪 80 年代末从一位朋友手中借到了此书，我反复阅览，爱不释手。通过对此书的研习，自觉理论水平有所提高，相须相使配穴法之灵感即来自此书，运用至临床，收获颇丰。

① 《针灸精粹》，广西藤县李文宪于 1936 年编著完成。1974 年（甲寅虎年）于台湾出版。全书分十五章，载有经穴图、针灸治病论、针灸补泻、施治方法、穴性概要、配穴精义等，认为"只取要穴数十已足，不必多求"。穴性分气、血、虚、实、寒、热、风、湿八类，配穴举三十一组穴（或单穴），证治列三十九条，引用古今医案或作者经验。内容简要，说理明白，其中穴性和配穴的立论，对近代针灸著作有较大影响。

《本草纲目》言："相须者，同类不可离也。"是说具有相同疗效或属性相似的药物组合可以产生意想不到的或者不是简单相加的效果。腧穴的相须配伍是一种具有协同作用的配穴方法，在针灸选穴原则的指导下，结合临床和腧穴主治特性，选择两个或两个以上作用相同的腧穴进行配伍，辅以相应的手法，可以发挥腧穴的协同增效作用，提高临床疗效。

历代针灸学者总结的大量配伍方法绝大部分是相须配伍。《黄帝内经》提出了4种配穴方法，即前后配穴法、本经配穴法、局远配穴法和表里经配穴法。《难经》亦有几种重要的配穴方法，被沿用至今的有八会穴配穴法、五输穴配穴法、俞募配穴法、三焦配穴法、补母泻子配穴法、泻南补北配穴法。《针灸甲乙经》的腧穴配伍方法灵活多样，不仅丰富了五输穴与五输穴相配的内容，且有俞募相配、俞穴与五输穴相配，还有特定穴相配，包括原合相配、原经相配、络合相配等。《扁鹊神应针灸玉龙经》提出了担截配穴法，概括了远端取穴法。《针灸大成》除继承了前人的配穴方法外，还发展了透穴法。上述配穴法中有不同特定穴相配伍，在主治类似的基础上，均可归于相须配伍。如何选择和使用配穴法对于提高临床疗效十分重要。

"相使"最早用于描述处方中具有主辅关系的药物配伍。《素问·至真要大论》记载"主病之为君……应臣之为使"。明代的何柏斋阐述："大抵药之治病，各有所主……引经及治病之药至病所者，使也。"使者，辅助者也，或针对兼证，或为引经，在针灸处方用穴上其理亦然。在腧穴配伍中，辅助主穴，针对兼证起到治疗作用，或引气直至病所的腧穴均为使穴。有关使穴的概念，古人今人均有提及。《扁鹊神应针灸玉龙经》和《通玄指要赋》记载的对应配穴法，主次相配，先取主穴，后取应穴，所指的应穴即为在治疗上起到辅助主穴作用的使穴，如"神门去心内之痴呆，应在太冲；风伤项急始求于风府，应在承浆"。《针灸大全》记载，在八脉八法配穴应用的基础上，根据不同病证增配"应穴"可治多种疾病，此处所指应穴即为引气入病所的使穴。临床中，通常相使之穴选取的规律：①子午流注理论按时间、经络选择的引导处方中诸穴气至病所的"引经穴"。②引经使穴可分为局部引经穴、脏腑引经穴和病证引经穴3类。③可根据腧穴的特性、功能、位置选取相使之穴。

相须与相使的区别仅在于无主穴、辅穴之分，在相须的配伍中，一旦有了主、辅之别，即存在相使，如八脉交会穴配穴之内关配公孙治胃痛、胸闷等症，二者实为相须配穴，但由于治疗心胸病内关为主穴，公孙为辅穴，所以二者又为相使关系。合理使用此两种配伍能产生协同作用的良效，正如《神农本草经》所云"当用相须、相使者良"。

（1）曲池、合谷

两穴均属手阳明经，合谷为原穴，曲池为合穴。"头者，诸阳之会也，耳、目、口、鼻、咽喉者，清窍也。故禀清阳之气者，皆能上走头面诸窍也。"曲池、合谷相配，在临床上使用频率很高，无论是外感还是内伤均可使用。究其原因，一是其穴性使然，"合治内腑，原使五脏"；二是由于二穴同属手阳明经穴，"曲池走而不守，合谷升而能散，两穴相合清热散风，为清理上焦之妙法，以轻清之气上浮故也"。《针灸精粹》曰："以合谷之轻载曲池之走，上升于头面诸窍，而实行其清散作用。故能扫荡其一切邪秽，消弭一切障碍也。"此二穴相伍，既治内伤病，亦治外感病。脾胃失调，脘腹胀满之时选用，可助气机通调，消痞通便化滞；外感风寒时选用，可清热散风，助肺之宣发肃降，此为合原相须配穴法。

此相须配穴还可有其他腧穴为使，以增强治疗效果。《针灸精粹》言："虽然二穴之上行也，漫无定所，苟欲其专达某处，势必再取某穴以为指导，则其径捷，其力专，其收效也亦速。"如欲治头面部、五官疾病，可以风府、头维与曲池、合谷相配。如头痛时加用头维穴，助二穴扫荡瘀浊秽邪，头痛可立缓。也可辅以风府穴，与头维合用，在治疗头痛、外感之疾时作为曲池、合谷的相使穴，疗效极佳。

《针灸精粹》还有治五官疾病的方法，"目赤目翳加丝竹、睛明，鼻痔鼻渊配迎香、禾髎，耳鸣耳聋选听会、翳风，口臭舌裂用水沟、劳宫，咽肿喉痹加鱼际、颊车，龋肿齿痛则有下关，口眼㖞斜则参地仓"。在五官疾患的治疗中，各穴皆可在曲池、合谷"合原相须配穴"法基础上作为相使之穴，以获良效。与遣方用药同理，根据腧穴的穴性、主治功能，在辨证论治的基础上，遣方用穴，"君臣合力，标本兼施，何患疾则不瘳也乎"。

（2）大椎、合谷、曲池

《针灸精粹》云："大椎手足三阳督脉之会，纯阳主表，故凡外感六淫之在于表者，皆能疏解也。佐以曲池合谷者，以阳从阳，助大椎而斡旋营卫，清里以达表也。审其身热自汗，则泻大椎以解肌，无汗恶寒则补大椎以发表。或先补而后泻，或先泻而后补，神而明之……至于外感变证，至繁且难，兼他症者，尤必兼而治之。"大椎、合谷、曲池三穴属阳，皆有疏解外风之功。此三穴配伍既是相须又是相使的关系，三阳合用，可斡旋营卫，清里以达表，通过针刺手法的应用，或补或泻，可收到解肌发表的功效。

（3）合谷、复溜既能发汗又能止汗

此两穴止汗、发汗的功能在教科书中早有阐述，但为何既能发汗又能止汗？很多人感到茫然。这是因为在孰补孰泻上分不清，故举手便错。《针灸精粹》对此有精辟论述，"夫止汗补复溜者，以复溜属肾，能温肾中之阳，升肾膀胱之气，使达于周身而卫外自实也。泻合谷者，即所以清气分之热，热解则汗自止矣。发汗补合谷者，则以合谷属阳，清轻走表，故能发表托邪，随汗出而解也。佐以泻复溜者，疏外卫之阳，而成其开皮毛之作用也。置若阳虚之自汗阴虚之盗汗，固与外邪有别，而合谷复溜亦能止之者，盖亦以复溜能温肾中之阳，亦且以滋肾中之阴也。尤有进者，寒饮、喘逆、水肿等症，余详推其理，借用复溜以振阳行水，合谷以利气降逆，颇有奇效"。此论详细说明了合谷、复溜两穴的穴性功能，以及只有施以不同的针刺补泻手法方可得到发汗或止汗两种截然不同的效果，因此在相须相使配穴的基础上，重视针刺手法的运用，是获得良效的重要因素之一。以往的教科书中很难找到这样详尽、完美的诠释，若无深厚的学术功底，仅泛泛记录何症用何穴治疗而不加深钻精研，针灸技艺实难提高。

（4）曲池、委中、下廉祛风寒湿邪

《针灸精粹》云："痹者，风寒湿三邪合而为病也。风气胜者为行痹，以风性游走也，寒气胜者为痛痹，以寒性凝结也，湿气胜者为着痹，以湿性重着也。主以是法者，曲池搜风以行湿，委中疏风以利湿，下廉通阳以渗湿。其寒气胜者则补泻兼行，散寒祛风而渗湿，并兼以各舒其经，各通其络，邪去而经亦通，何痹之有哉。"临床常以此三穴配伍应用，但鲜有能参悟透彻者。李氏言简意赅阐明疗疾治痹的机理，切中关键。

此三穴分属手阳明大肠经与足太阳膀胱经。委中与曲池均为合穴，位于膝关节后方，腘横纹中点，性属阳，可祛风湿逐秽积。此配穴意在曲池、委中相伍相须，二穴遥相呼应，通过针刺，将聚于合穴的风寒湿邪利用曲池走而不守、轻扬发散的特性，令湿邪随风而散。下廉穴在前臂，肘横纹下4寸，阳溪与曲池连线上，为相使之穴，可助曲池轻扬发散，又携气血下行，驱湿于上中下三焦，通经活络，辅委中涤荡风寒湿三邪。此为相须相使配伍之法。

（5）中脘、足三里调畅中气

《针灸精粹》云："中脘为六腑之会，胃之募也。臣以三里者，正所以应中脘而安胃也。审其胃中虚寒饮食不下，胀痛积聚或停痰蓄饮者，则补中脘，即所以壮胃气散寒邪也。泻三里者引胃气下行，降浊导滞而襄助中脘，以利运行也……消谷引饮者，则中脘亦可酌泻也。至于霍乱为病，总由忧愁之时饮食不节，暑湿污秽扰乱中宫，以致清浊不分阴阳混淆，上吐下泻腹中疗痛，而挥霍变乱。治之先刺出恶血以去暑秽，然后补中脘以升清，泻三里以降浊。中气调畅阴阳接续，斯愈矣。"

脾胃为后天之本，每日进食五谷杂粮，难免会有饮食失衡、腹胀痰积之症。中脘穴既是腑之会穴，又是胃之募穴，胃中虚寒施以补法，泻三里可引胃气下行；当胃气上逆，呕吐反胃时，又可于中脘穴施以泻法；当暑湿污秽扰乱中宫之时，更可以放血疗法刺出恶血，先泻后补中脘，祛浊而后升清，泻三里以降浊。足三里为胃经之合穴，为人体强壮穴，通常在脾胃虚损时，用针或灸施以补法，鲜有泻足三里者。民间甚至有"若要安，三里常不干"的说法。但当邪实、腹中秽气瘀阻胀满之际，当泻则泻，则邪得以降，中焦气机顺畅，脾胃安和，此时泻即是补。中脘、足三里一补一泻，降气和胃，斡旋中焦，此为相须补泻配穴法。

（6）合谷、三阴交

《针灸精粹》云："三阴交补脾养血，固为妊娠要穴，然其安胎之力尤赖乎合谷之清热也。何以言之，关乎徐灵胎先生之言曰：'妇人怀孕中，一点真阳，日吸母血以养，故阳日旺而阴日衰，凡半产滑胎皆火盛阴衰，不能全其形体故也。'又读叶天士先生'胎得凉而安'一语，益信其真。故昔贤安胎，皆主黄芩以清热也。脾主后天生化，故又佐白术以补脾而养胎也。再参之是法，合谷亦犹黄芩也，三阴交亦犹白术也。白术虑其燥而黄芩适以平之，三阴交虑其温，而合谷适以和之，是法与是方吻合者如此。且三阴交为三阴之会，中寓肝阴肾阳，能温补又能滋润者也。余常借用是法，取合谷以清上中之热，取三阴交以滋中下之阴。故凡阳亢阴亏，上热下寒者皆其宜也。"

每览李氏此论总有新的收获，联想到贺普仁先生的教诲，用穴与用药是相通的。穴有穴性、药有药性。在遣方配穴中同样存在着穴位间的相须、相使、相恶。结合针刺手法可达清热散寒、滋阴润燥、温养血脉等目的。名老中医郑魁山先生倾毕生精力，积数十年临床经验，研究总结针灸治疗方法，撰写了《郑魁山针灸临证经验集》一书，创立了汗、吐、下、和、温、清、消、补的"针灸治疗八法"，正是在他熟谙针灸腧穴特性的基础上，将中药特性与针穴特性相结合，才使针灸学术理论更上一层楼。在临床上针药并用，当针则针，当药则药，极大提高了针灸疗效。这也是贺老当初力荐我学习《针灸精粹》一书的初衷，贺老、郑老虽已驾鹤西去，但他们的学术思想将永传于世，被我辈发扬光大。

2. 腧穴配伍中的相恶

相须、相使配伍广泛应用于针灸处方中，人们对其研究也比较全面，而腧穴配伍中的相恶却常被忽视。早在《黄帝内经》时代人们就对腧穴配伍的相恶作用有所认识。《灵枢·九针十二原》记载："损不足而益有余，是谓甚病。病益甚，取五脉者死，取三脉者恇，夺阴者死，夺阳者狂，针害毕矣。"就是指多穴配伍失衡，选穴或配穴不当会对人体造成危害，甚而夺命。近人把这种两穴或数穴配伍后其疗效较单穴差，或原有作用消失甚或反向的相恶作用称为拮抗作用。对于腧穴配伍中的相恶作用，20 世纪 60 年代曾有讨论，但未形成规模，也未总结出可供参考的腧穴配伍禁忌，但在临床工作中却会遇到针刺治疗后患者症状有增无减或疗效减损的情况，我认为这与腧穴配伍、针刺手法、患者身体状况有密切关系。

"治痿独取阳明"，先贤古训人尽皆知，但临床操作常有忤逆，除阳明经外配以阴经，每获阴阳平衡之效，但要谨防操作失误。我曾接诊一半身偏枯患者，经辨证针刺治疗，先于手少阴极泉穴拨筋，再于手足阳明经留针，又嘱一进修医师于双侧三阴交补刺，留针 20 分钟。出针后，患者自觉双下肢困重，抬举艰难，并直言系刺三阴交所致。此前经针刺治疗后周身温暖放松，但被针刺三阴交后自觉有寒凉之气上涌，足底甚寒。初遇类似情况，并未在意，而后数位患者均有类似反应，这就不得不令我静心思考。三阴交为脾经腧穴，为肝脾肾三经汇聚之所，足三阴经从足走胸腹，脾统血，本穴具有清血、生血、凉血的功能。欲行补法，针刺手法需轻柔，针尖方向应垂直或稍向上，以获提插迎随补泻之补的作用，反之则出现针穴相恶之象，起到相反作用。曾读一篇报道：有人在针刺治疗肺结核患者过程中，选用膀胱经和胃经的腧穴反应良好，加三阴交、阴陵泉后患者出现寒战、高热，去除两穴后情况好转。这可能与三阴交清血、凉血的功能有关。故配穴及针刺手法的不同决定了相须、相使还是相恶的结果。

　　《黄帝内经》和《难经》都从五行生克的角度论述过腧穴的相恶。《难经》曰："假令肝实而肺虚，肝者木也，肺者金也，金木当更相平，当知金木平。假令肺实而肝虚，微少气，用针不补其肝，而反重实其肺，故曰实实虚虚，损不足而益有余，此者中工之所害也。"告诫我们如不察色按脉，辨别虚实，就会犯虚虚实实的错误。曾接诊一患者，前一日因痔疮发作，疼痛难忍来我院就诊，遵医嘱使用消炎痛栓，不料发生过敏，周身奇痒，一夜未眠。次日清晨5时许，即因头痛、肛痛来我院急诊，青年医师于其百会穴施针，未料又晕针坠床，前症加重。患者十分恼怒，遂至医疗纠纷办公室理论。办公室人员将其带来请我会诊。但见此人虽一脸倦容，却仍对我厉声喝问：此为何处？答曰：针灸科。其闻之暴怒拒针。我好言安抚，并请其于诊床侧卧休息。须臾，温柔问诊，帮其卷裤脚至腘上，以手按揉其腘之大筋，感僵硬紧绷，以拇指轻拨筋，与之商量试刺一针可否？患者曰可。遂持1.5寸毫针快速刺入委中穴，轻揉提插捻转，并辅以拨筋，患者未感任何不适，留针观察。其间患者安静入睡，1小时后起针，将其唤醒。其坐于床上，清醒片刻后穿鞋下地，头痛、肛痛均消，鞠躬致谢告辞。

　　分析该患者晕针为医者犯"损不足益有余"错误之故，患者药物过敏，一夜未眠，本已焦躁疲惫，肝气不疏，上窜于脑，此时引气上行无异于火上浇油，正气不足难以继续，反令肝气郁阻清窍，不能外泄，髓海混沌，导致昏仆，此为配穴相恶、针法相恶，犯了虚虚实实之戒。我接诊后，先行安抚，以抒其情，再选委中穴予以针治。《灵枢·经别》曰："足太阳之正，别入于腘中，其一道下尻五寸，别入于肛，属于膀胱，散之肾，循膂，当心入散。"足太阳膀胱经从头走足，对症选穴，于经、于症、于穴皆应为准确无误。关键在于治疗方法，此时宜循循善诱，在患者有心理准备、能接受的情况下，正确选穴施针，才能一针中的。委中穴为膀胱经合穴，位于腘中，膀胱经于此别入于肛。心主神，针刺之可住痛移神，故针之立效。

我体会到，针灸腧穴配伍的相须、相使、相恶与中药的十八反、十九畏不同，其运用更为灵活，是可以转化变通的，不能拘泥刻板，一成不变，其选穴施术的依据是辨证论治。要练好中医基本功，熟谙理、法、方、穴、术，掌握经络辨证之精髓，不可沦为针匠，否则是对针灸学的亵渎。

第三章

以案说理

一、宽猛相济疗头疾

何某，男，50岁，工商行政部门干部。1981年夏季初诊。

因鼻尖至颠顶部痛甚数年前来就诊。初来门诊，但见其身倚桌案，体形消瘦，面色萎黄无华，目睛微启，瞳神散乱。面对医生，他不看我却低头看地，言轻语微，不欲多语。问及病情，诉鼻尖部至颠顶痛如刀割，一夜未眠，来此但求迅速止痛以助眠。观其舌体瘦，有散在瘀斑，舌色红，苔燥略黄，双脉弦细、尺弱。见其过于疲惫不便仔细询问，遂引至诊疗床上，稍事休息。

鼻尖至颠顶为督脉循行之路，肝经与督脉会于颠顶，结合症、脉、舌象，考虑此证为肝气不疏，阴虚火旺，治当疏肝理气，滋阴降火。选用百会、太溪、太冲、行间、内关。刺百会时采用迎随补泻之泻法，针尖向后斜刺，针身与皮肤呈45°角。太溪、太冲为肝肾之原穴，取之意在滋水涵木，且辅以行间泻肝火，利清窍，内关为手厥阴之络，用以镇静安神，住痛移神。以上穴配方针刺，留针1小时，患者于诊床上安静睡了约1小时，醒后自诉虽没有睡熟，但精神有所好转。然后将他发病的情况慢慢道来。

患者年轻时聪颖过人，记忆力超强，看书过目不忘，上大学时经层层选拔，严苛考试，以傲人成绩万里挑一被招募为特殊兵种，从事保密级别超强的情报信息工作，因而练就了每日强记上万数字、密电的能力。因工作需要，性质特殊，常通宵达旦，夜以继日地工作，睡眠黑白颠倒。天长日久，自身的生物钟被完全打乱，只能利用工作间隙分时段睡觉，最长睡眠时间不超过2个小时。一次在游泳训练时，患者头部受到重创，此后头痛经常发作。最初头痛不太严重，还能坚持工作，因其所从事工作需要时刻保持头脑清醒，思路清晰，所以每次疼痛发作都硬挺着，坚持不服止痛药。1年后，头痛发作愈加频繁，程度也愈加严重，不得不服用止痛药，从服用一片到后来大把服用，头痛仍无法控制，经常彻夜难眠。开始是颠顶部漫痛，后发展到鼻尖至颠顶部似刀割斧劈样疼痛，严重时甚至用头撞击硬物以求缓解。记忆力、反应力明显下降，鉴于病情严重，已不再适合情报工作，只得转业。

转业后，为避免家人发现自己的病情，患者长年独居一室。白天忙于应酬，精力分散，头痛尚可忍受。到了夜间就开始与头痛搏斗，数次将床单撕碎，嘴唇咬破，有时实在疼痛难忍，便半夜外出行走，甚至在街上奔跑。为此曾受到巡逻哨兵的盘查。患者为求医跑遍了大半个中国，看遍中医、西医，服用药物不计其数，甚至到寺庙吃斋念佛。结果症状未减反增，钱财用尽，信心丧失，自觉无力与命运抗争，甚至有轻生的念头，之所以苟活于世，完全是因不舍年迈的母亲及尚未成年的子女。

患者的经历使我震惊，曾为祖国作出过贡献的人，不能因此在痛苦中挣扎。作为一名医生，我要为其解除痛苦。于是我与其约定，每周为他针刺治疗 2～3 次。

开始我根据其痛有定处，头痛如刺，经久不愈，舌质暗红或紫暗，舌上有瘀斑、瘀点，苔薄黄，脉弦细等症状与体征，诊断为内外伤杂合所致之瘀血头痛。凭以往经验，以局部痛点取穴为主，辅以疏肝理气滋阴。穴用百会、四神聪、印堂、风池、外关、太冲、行间、太溪穴，效果甚微。

考虑患者长期精神高度紧张、求医问药历经艰辛，产生了自暴自弃厌医情绪，属于身心俱病。通过复习古今医籍，了解到古人治疗头痛均是以局部用穴为主，根据外感内伤的不同，按经络脏腑辨证配穴。于是调整治疗方案，首先加大刺激面积，增强局部治疗效果；然后沟通邻近经脉，加强协同治疗作用。局部用穴：百会透头维（双）、风池、印堂、素髎；脏腑辨证配穴：太冲、合谷、血海、膈俞。久病入络及头部外伤致瘀血阻络，局部取穴为疏通头部经络，调理气血；阳明经多气多血，取合谷以调经气，肝藏血，取太冲配血海、膈俞以活血。久病则虚，以平补平泻法为主。

按以上方案治疗几次后，患者病情开始改善，那种锥刺样的剧痛有所缓解，减少了止痛药用量，但午夜仍感剧痛难忍，必须起身跑步至黎明，症状才有所缓解。

结合以上变化，再反复研究，并与同道探讨。血瘀属邪气实，长期紧张疲劳，正气不足，难有攻邪之力，迁延日久成为顽疾，又属因虚致瘀，正如《景岳全书》提到的，头痛病机除有邪实盛外还有元气虚，主要因为阴虚阳盛于上，以及阳虚寒盛，瘀为实邪，实则泻之，故再度调整诊疗方案：①于印堂、素髎穴以三棱针点刺，出血 5mL 左右。再于印堂上方前额处刺络拔罐放血，留罐 10 分钟。②配伍选穴：百会、四神聪、安眠、曲泽、内关、阴陵泉、三阴交、太冲，针用补法，留针 30 分钟。

3 天后患者复诊，称上次针刺治疗后效果最好，近两天午夜居然没有外出跑步，此信息使我获得灵感：有瘀必有虚，先祛邪再扶正，先搬山再通路。于是令患者俯卧，于大椎穴及五脏背俞穴以三棱针刺络拔罐放血，留罐 10 分钟左右。总计放血量达 60mL。配伍选穴：脑户、风池、魄户、神堂、魂门、意舍、胃仓、委中、太溪透昆仑，针用补法。留针 30 分钟。

几天后患者再次复诊，面带微笑，告知头痛明显减轻，睡眠有所改善，有了信心。此后坚持扶正祛邪的治疗原则，根据患者的具体情况，灵活采用祛风、祛湿、通络、活血、补气、镇静安神等配穴方法，间插 1～2 次放血化瘀，补泻兼施，经半年多治疗，患者头痛基本消失，临床治愈。

【说理】

宋代朱熹说："治国之道，在乎猛宽得中。"治国如此，治病也同样适用这一原则。本案患者为内外伤所致头痛，症状典型。其内伤在于疲劳过度，积劳成疾；外伤为头部碰撞。患病日久，体虚病实，寒湿夹杂，久瘀经络。初始治疗贸然施以猛法，"损不足而益有余"，收效甚微。随后改用温和之法，补泻兼施，手法轻柔，太溪、太冲为足少阴肾经、足厥阴肝经之原穴，太冲以疏肝解郁为主，太溪补水中之土，两穴合用以滋水涵木，内关穴以镇静安神。此法为"宽以济猛"。在病情有所改善的情况下，加用印堂、素髎等穴，以通局部经络，百会透头维意在沟通邻近经脉，加强协同作用，辅以血海、膈俞等穴以活血祛瘀，患者症状有所减轻，但仍不尽如人意。根据患者的身体状况，认为可以承受较强刺激，遂改变治疗方案为"猛以济宽"。放血疗法的实施，意在给邪以出路。素髎、印堂放血为局部化瘀，大椎、五脏俞放血为疏调五脏，为加强放血力度及放血量，辅以拔罐。目的：①以有形之血载无形之寒邪及久留之湿邪、瘀邪外出，通瘀祛寒湿；②本病病位在头，内藏脑髓，五脏精华之血以及六腑清阳之气皆上注于脑，滋养髓海，维持机体平衡。故脏腑功能与头痛有着密切关系，背俞穴是人体通往外界的通路。五脏相依，一脏有病波及他脏，通调五脏可达阴阳平衡，共御内外之邪，获通则不痛之效。③血汗同源，放血亦为"汗法"，属泻法。著名医家张子和早有名训，要在阳经、阳面足量放血才能获良效。放血后，根据患者症状、体征酌情选取百会、四神聪、安眠、曲泽、内关、阴陵泉、三阴交、太冲，以及脑户、风池、魄户、神堂、魂门、意舍、胃仓、委中、太溪等穴，针用补法，留针30分钟。前者意在镇静安神，调理气血，后者意在平衡五脏，心身同调。诸痛痒疮，皆属于心。心安则痛减，此法为"猛以济宽"。病情明显好转后，持久战才刚刚开始。在此后3～4个月的治疗中，根据患者病情及情绪的变化，分别采用祛风、祛湿、通络、活血、补气、镇静安神、平衡五脏的各种配穴方法，补泻兼施，同时间插1～2次放血通瘀之法，亦即"宽猛相济"之法。

治症以平，治身以衡，阴阳平衡，五脏平衡为是，选穴从整体出发，讲究远近配穴，左右取穴，进针及运针手法轻柔温和，多用平补平泻，或缓补缓泻，以缓慢激发经气，聚于针下，必要时施以艾灸、轻柔拔罐、拍打，可持续稳定推动气血运行，达到"通则不痛"的目的，治疗各种急慢性痛证有显著疗效，其手法轻柔，更减轻了患者在治疗过程中的痛苦。如此宽猛相济可达平衡愈病的目的。

二、引气升降通胸痹

班某，男，50岁，意大利人。1994年3月初诊。

20世纪90年代我曾在意大利工作，1994年3月的一天，我在威尼斯柔丝诊所接到一个传真，是在罗马的佩蒂发来的，说有个患者（隐去姓名）右侧乳头疼痛伴有晕厥，并描述患者形体肥胖，长年汗出，不分寒暑，常感身热烦躁，脾气暴躁。请我前去会诊，此外没有更详细的情况说明。接到会诊邀请后，结束了一天紧张的工作，我顾不上休息便连夜乘火车赶往550km以外的罗马。当我耗时近7个小时，于次日清晨赶到佩蒂所在的巴拉契斯诊所时，她和十几个人（学员）早已等候在那里。令我感到意外的是，我急急赶来，她们却不着急，说患者正在休息，让我等候。她们也不问我用过早餐没有，就开始跟我讨论这不知姓名的神秘患者的病案，除去上厕所、吃午饭耗时1小时外，我们竟然讨论了整整10个小时，持续至傍晚。

根据她们描述的病情（难以称其为病案），我从中医基本理论、病因病机、八纲辨证、具体遣方用穴等一步步分析答疑，实际上是在给她们讲课。令我感到惊讶的是，她们对于中医基本理论、中医辨证以及经络的掌握非常全面，对腧穴的位置、穴性、主治功能及常用配伍、特定穴的了解也十分详细，我提到的每一个穴位，他们都能及时说出属于何经、位于何处以及该穴的功能。有趣的是，佩蒂总是在大家发言后冷冷地告诉我，这个穴她们已经用过了，言外之意不言而喻：你并没有什么过人之处。她的这种傲慢态度令我非常不舒服。到了傍晚6点左右，佩蒂突然让我马上去看患者，我急忙跟她来到隔壁的一个房间，房间里有一张诊疗床，还有一辆摆着针灸器具及消毒液的治疗车。来到诊床前我才发现，原来患者是佩蒂的丈夫班格拉兹。

班格拉兹是位医生，身兼意大利针灸学校校长、巴拉契斯纪念馆馆长、欧洲传统医学会会长等职。这间诊所是他和佩蒂共同经营的，他与佩蒂于20世纪80年代末曾先后两次率团来广安门医院学习、观摩针灸，我作为田从豁老师的学生参与带教，应该算是他们的老师了。前面我们讨论的就是他的病情，从病情讨论得知，除了那个传真介绍的症状外，还有此人喜肉食，食欲旺盛，进食量为常人的2倍，食后仍感饥饿。患高血压多年，血压最高时可达220/150mmHg，无糖尿病史。他语速、行走速度均快于常人，平日工作繁忙，精神压力大，经常每天连续工作十几个小时，睡眠质量极差，入睡难及早醒交替出现，长期高强度工作导致他脾气暴躁，经常训斥下属。近3个月在工作期间曾3次短暂昏厥，每次持续1～2分钟，同时伴有右侧乳头针刺样疼痛，常感胸闷气短，大便秘结，舌质红绛，苔黄腻，脉细弦。此次右侧乳头疼痛及晕厥又作，佩蒂她们为其针刺治疗后效果不佳，所以请我来会诊。

此时班格拉兹躺在诊床上，已处于浅昏迷状态，无法回答问题。只见他面色苍白，大汗淋漓，喉中鼾声，呼吸急促粗重，手足冰凉，脉微细，重按始得。根据之前的病情讨论和患者此时的临床表现，我已判定为心绞痛发作，属于中医的真心痛。佩蒂一直自诩笃信中医，拒绝为患者做心脏系统检查，而且她认为自己是最好的针灸大夫，对我的分析判断十分不屑，傲慢的态度不仅荒唐可笑，而且令人气愤。

患者病情危重，没时间犹豫，我请佩蒂等人立刻离开房间在外等候。然后开始抢救，我先以双手拇指叠压按于患者左侧内关穴，重按令其气散，用力推气上行，再以左拇指按压此穴位，右手沿上肢前臂由腕部向上轻轻拍打。约 1 分钟后，改换重按其右侧外关穴，当此穴气散之际，用力推气下行，并沿上肢前臂由肩部向手腕部轻轻拍打，引气下行。1 分钟后，患者汗出有所缓解，后又顺序按揉足三里和蠡沟穴，此时患者深长出气，缓神复苏。自诉头晕、胸闷、周身乏力。遂为其针刺治疗，取左侧内关、曲泽穴，针身与皮肤呈 45°角向上向心斜刺进针，快速捻针；再取右侧曲池、外关穴，向手指方向斜刺。膻中穴向四旁透刺，最后针尖向下留针。再取左下肢足三里、蠡沟，右下肢阳陵泉、太溪穴，均用平补平泻法，快速轻揉提插捻转，每分钟约 160 次，得气后留针，每隔 5 分钟运针一次。留针半小时左右，患者基本平复，出汗止，面部泛红，手足渐温。为巩固疗效，又继续留针半小时，待症状全部消失后出针。

当我拉开房门时，等待在外的佩蒂等人迫不及待地冲进房间，看到患者神态自若地坐于床上时，脸上充满了震惊、喜悦、疑惑相兼的复杂表情，其他人也都如释重负，纷纷祝贺。离开巴拉契斯诊所前，我嘱咐患者一日三餐各取一勺（3g 左右）三七粉（来自中国）调入葡萄酒中饮用，并嘱其减少工作，减轻压力，控制饮食，调整睡眠，坚持服用三七粉 3 个月。见到良好效果的佩蒂立刻与我约定下周再来罗马为患者诊治，这样在我回国前共为其调理诊治了 7 次。事后得知其遵医嘱调理，连续 5 年心脏病未发。但在一次暴怒后引发脑出血，溘然离世。

【说理】

患者正值中年，形体肥胖，平素食欲旺盛，消谷善饥，喜肥甘厚味，致胃火旺盛；长期夜以继日工作，压力较大，精神紧张，致肝火旺盛，肝胃火旺，木乘脾土，脾运失常，少阳失畅，水、火、气道瘀阻，故脾气暴躁，血压持续升高。再根据其胸闷、气短、头晕、昏仆等临床表现，可确定其病位在心，属真心痛，病机属气滞。心居胸中，为清阳之脏，不容浊阴侵袭。若素体脾虚或饮食情志所伤致脾胃升降失司，清阳不升则心之气血生化无源，心神失养，心气逆乱为悸为烦，《金匮要略》云："胸痹，心中痞气，气结在胸，胸满，胁下逆抢心。"浊阴不降，聚湿生痰，停滞胸府，阻遏胸阳心脉，发为心痛；脾虚气机升降无序，气机不畅则导致脉道不通，心脉闭阻，终致胸痹；脾胃升降失和，积气上逆，虚里失常，宗气不行，心血受阻，脉道不通，心气不得宣畅，可致心胸疼痛，发为胸痹。

百病生于气也，各种致病因素，包括饮食、劳伤、七情、六淫，都可干扰气机，使气机升降失常，出入无序，清阳不升，浊阴不降，变证丛生。对此，张景岳论述尤详，"夫百病皆生于气，正以气之为用，无所不至，一有不调，则无所不病。故其在外则有六气之侵，在内则有九气之乱。而凡病之为虚为实，为热为寒，至其变态，莫可名状。欲求其本，则止一气字足以尽之，盖气有不调之处，即病本所在之处也"。乳头位居足阳明胃经所在之处，气机左升右降，右乳头痛，正说明气行下降受阻。患者因气滞导致血瘀，血瘀又加重了气滞，而"气行则血行"，故治疗应先从调气入手，脾胃升降之机恢复，则心脉气血调和，通则不痛。肝主疏泄，可疏通畅达全身气机，调节脾胃气机的升降及情志的舒畅。胆为奇恒之腑，与肝共司疏泄，气机失调、肝胆升降失衡是心因性头晕发病的根本。

当患者处于浅昏迷几近休克的状态下，贸然施以针刺治疗恐过于孟浪，故先以指针按揉左内关穴，得气后辅以拍打，助气向上运行至胸，再于右外关穴运气下行，此即左升右降调理气机之法；当气滞有所缓解，再于远端足三里、蠡沟穴按揉疏导，进一步调畅气机。梳理气机后即可针刺治疗。内关为手厥阴心主之络，别走手少阳三焦，能清心胸闷热；曲泽为手厥阴之合，主治心胃痛疾，心包代心行令，厥阴合络相配，运气开胸，亦属迎经之泻法，故于左侧内关、曲泽斜刺向心进针；右乳头为阳明胃经所行之处，其剧痛为气滞不通所致。右侧曲池、外关合用，此阳明少阳合络相配，行气通利三焦，引气下行。右侧曲池、外关，针尖向手指方向进针。《标幽赋》云："动退空歇，迎夺右而泻凉；推内进搓，随济左而补暖。"根据迎随补泻理论，调整针刺方向，利用气机升降原理，左补右泻，运用捻转提插补泻手法在穴位上迅速打开气道。膻中为心包之募穴，又为气之会穴，针用四旁透刺法，每一方向均按浅、中、深三层三进一退的补法操作，以通行经脉，宽胸导滞。下肢取穴，"足三里阳明胃之合，能升气、能降气、调中气，治乳癖、坠痛"；蠡沟为肝之络穴，疏理通调肝气；右阳陵泉与右外关通利少阳以助气下行；太溪为肾之原穴，填精补髓，治胸痛失眠。

本案治疗心得：第一，紧抓一个"气"字，各种方法都是围绕气机升降开展，使气行以助血行，通则不痛。第二，根据患者病证、体质等具体情况，把握治疗的先后次序，先以指针行点穴按揉，舒畅气机；再以针刺迎随补泻，恢复气机升降之功能。第三，选择合适的腧穴和正确的针刺手法，穴位配伍固然重要，但针刺手法是决定疗效的关键。如以膻中为主穴，行苍龟探穴法降气、散气、行气，止痹痛。

本案病因并不复杂，但事发突然，病情危重，故快速分析病情，准确辨证，理清治疗思路，制定正确的治疗方案显得十分重要。客观而论，佩蒂等人对经络腧穴掌握的程度比起现在国内很多针灸专业的硕士、博士研究生要好很多，这也是促使我后来带教时狠抓学生基本功的原因之一。但像佩蒂这样自以为是的家伙其实并不知道，她们只是学到了皮毛，针灸的精髓她们并未掌握。虽然她们对于腧穴的功能、配伍都较熟悉，但穴位配伍相须、相使的运用却不得要领，治疗的先后顺序、实施的轻重缓急，以及针刺手法的掌握和运用还差得很远，还有很长的路要走。要想让她意识到这一点，就必须以临床疗效说话。正是佩蒂等人的傲慢与偏见，激发了我挽狂澜于既倒的信心与勇气，让我有了施展才华的机会，使患者起死回生，也让她们见识了什么是真正的中国医学和中国医生，就这一点来说还应该感谢她们。

三、针药并用补秀发

王某，女，55岁，退休居家。1999年春季初诊。

患者自诉，自来面容姣好，气质、身材、皮肤与同龄人相比皆属上乘，且喜动、善社交，每因获他人称赞而窃喜。未料3个月前不知何故，出现头发脱落，且日渐严重，从开始少许掉发至大把脱落，仅数日，原来满头秀发竟至寸发无存，故精神紧张，压力颇大，忧愁焦虑，夜不能眠，眠则多梦，常因梦中见众人对其指点而惊醒，白天则精神萎靡，不思茶饭，无心打扮，懒于家务，禁足房内，不欲见人，对周边事物兴趣索然。来诊时患者戴着三顶帽子，唯恐遇到熟人，迟迟不肯脱帽。回答问题亦低声细语，恐被人听到。观患者面色萎黄，一脸倦容，哈欠连天，双目无神，焦虑，烦躁，懒言。观其头皮完好，毛囊干瘪，无油脂，无脱屑，无瘙痒感。舌体瘦，舌红苔干黄少津，脉沉细。追问病因，数月前因琐事与家人争吵，十分烦恼，之后经常失眠，食欲渐差，心烦，健忘，做事分神。四诊合参，考虑证属心火妄动，肝肾亏损，治宜滋阴降火，柔肝养心。

治疗从两方面着手：一是调理脏腑，平衡阴阳；二是局部施用针药以促生发。具体操作亦分两步，先让患者仰卧，根据"五脏相依，一脏有病波及他脏"的理论，选用调五脏平阴阳的"三才配穴法"，即天、人、地腧穴相配。百会、安眠（双）、头皮针胃区（双）等头部腧穴为上为天，肝之募穴期门、脾之募穴章门、胃之募穴中脘、内关（双）、气海等上肢及腹部腧穴为中为人，足三里（双）、蠡沟（双）、太冲（双）等下肢腧穴为下为地，意在整体调节上中下五脏。其中肝脾之募穴用泻法，余穴用平补平泻法。留针30分钟后出针。

待患者稍事休息后取坐位，开始第二步治疗。先以75%酒精棉球消毒头部，用双手十指指腹从前向后沿足太阳膀胱经及督脉、少阳经点按，令患者头部有温暖舒适感，络脉开通，然后施以梅花针治疗。用大指及食指持稳针柄，尾部顶在劳宫穴处，以均衡适中的力度和速度叩刺。先从督脉开始，从印堂穴向后头部至后发际，再依次叩打太阳经、少阳经，均从前向后。每条经脉反复叩打5～7次，以皮表红晕、微微出血为度。叩刺结束，再将准备好的新鲜姜汁轻轻涂抹于整个头皮，晾干，约20分钟后以酒精擦拭干净。最后取维生素E滴丸，用针刺破，将药液涂抹于头皮上，嘱患者3～4个小时后自行洗净。再嘱患者每日自行涂抹姜汁、维生素E1～2次，同时在自家阳台脱帽晒太阳，以手指指腹按揉头皮半小时左右。每隔3天针刺治疗1次，体针以"三才配穴法"与五脏背俞穴配穴交替使用（背俞穴刺法见前述腰背部透刺法）。梅花针叩刺同前。

经针药并用，医患配合，1个月后患者头上开始生出淡黄色柔软细发。嘱其继续涂抹药物，手指按揉，针刺结合。又治疗半个月后停止针刺，嘱患者隔日涂抹药物1次，2周后改为每周1次，待毛发长出硬茬，停止用药。

3个月后，一位头发浓密、身穿套裙的女士走进诊室笑眯眯地望着我，我竟一下子没认出她是谁。当她报出姓名后，诊室的同事都惊呼起来，不敢相信昔日那个憔悴不堪、焦虑畏缩的患者，现在变成了开朗活泼、满面春风、仪态优雅的女士。从前寸发皆无的头上现在长满了秀发，她又恢复了往日的活力。看到此景，不由感慨，一顶头发既可以使人失魂落魄，痛不欲生，又可以使人重拾信心，获得新生。而此时也是我感到最快乐的时刻。

【说理】

本患者脱发缘于情志失常，郁怒伤肝。《儒门事亲》曰："肝者，木也，火多水少，木反不荣；火致于顶，炎上之甚也。"肝郁气滞致五脏受损，故将调理五脏、平衡阴阳作为治疗本证的第一步。配穴方案首选"三才配穴"法。三才理论将人体视为小宇宙，人体的"小三才"与宇宙的"大三才"相呼应，天才应天主乎气，人才应人主乎神，地才应地主乎精。精是人生命的本源，是构成人体和维持人体生命活动的最基本物质；气是生命活动的动力；神是生命活动的主宰。精气神是维持人体生命活动不可或缺的三大要素。天地人、精气神、上中下三焦均是三才思想的体现。人体通过气的作用交相呼应，达到五脏六腑之间的平衡。百会调气，散气以安神；辅以安眠、胃区穴镇静、宽胸、理气；肝、脾、胃之募穴可疏肝散结解郁，调脾胃，宽胸降气以安神；内关主治胃、心、胸之疾，配气海以疗脏器衰惫、水谷不化之疾；足三里阳明之合补气血、促生精；蠡沟、太冲理气降火以柔肝。通过针刺调理，气机升降出入趋于正常，神居精气之中，即心肾相交，使其能与天地人三才相感通，与自然界昼夜变化相感应，营卫之气调和则入夜能寐。治"神"在针灸治疗中意义重大，治神即治形。"形"与"神"相对应而存在，就生命而言，两者是统一的，缺一不可，有形无神，形同行尸走肉，有神无形，犹似孤魂野鬼。故针灸治病，当两者并治，不可或缺。"形"为何物？《素问·六节藏象论》指出："气合而有形。"故"形"实际是由气不断聚合而生成的，本案即是从神而治形，心神安和，脾胃升降平衡，营卫调和，则齿润发长，肌肤滑润。经过针刺治疗，调理气机以致平衡后，患者机体发生显著变化，从全秃到满头秀发，从面容憔悴到容光焕发，从抑郁焦虑到开朗自信，犹如"枯木逢春"。

梅花针属于古代九针中的"镵针"，它是由《黄帝内经》中"浅刺"针法而改进、创造出的一种疗法，属于丛针浅刺法，是"半刺""浮刺""毛刺"等针法的发展。梅花针叩刺皮肤而不损伤筋肉，通过适度的疼痛来刺激末梢神经，激发和调节神经系统，促进血液循环，提高机体免疫力，从而达到治疗的目的。头为诸阳之会，督脉、足太阳膀胱经、足阳明胃经、足厥阴肝经等多条经脉皆循行至头部，梅花针叩刺可加强相应经脉的刺激，增强运送气血之功能，产生通络活血、散气化瘀、疏肝理气、调节脏腑的作用。对于头部进行适度叩击，还可起到舒缓紧张情绪、缓解疲劳、降低压力的作用。现代研究显示，梅花针疗法对以上区域叩刺后，可以反馈性地调节脑内的相关神经递质含量，进而促进免疫细胞的衍生，并合成、释放具有保护作用的多肽因子，从而促进毛囊的修复，有利于毛发再生。足三阳经从头走足，从头面部、颠顶至后头部向下循行，梅花针叩刺的方向即经络循行的方向，既可补又可泻，气血运行之时，助瘀邪散开。要散瘀通滞，就必须充分打开毛囊，在梅花针的叩刺下，皮表微微出血，瘀滞等无形之邪随有形之血外出，给瘀邪以出路，有助于驱邪外出。

生姜，既是食物又是药物，味辛，性微温，归肺、脾、胃经，具有解表散寒、温中止呕、温肺止咳、解毒的功效。生姜汁含姜烯油、姜辣素等成分，对皮肤血液循环有促进作用，可加速代谢，促进毛囊生长，同时还可止痒。在头皮涂抹生姜汁，可起到濡养毛发、温通血脉的作用。梅花针叩刺可使经络疏通，毛孔开大，有利于姜汁直接作用于毛囊，刺激毛囊的修复，此法用于治疗脱发无论全秃、斑秃均有明显效果，古今医籍中有大量记载。临床发现，涂抹姜汁后，头皮会变得干燥，新生毳毛易于断裂，不利于新发的继续生长。吸取众多医家经验，选用脂溶性维生素 E 辅助治疗。维生素 E 又称生育酚，因其功能众多而被称为"护卫大使"，其可阻断自由基的链式反应，从而阻断氧化反应。维生素 E 又可促进毛细血管及小血管增生，改善周围循环，促进创面肉芽组织和皮肤的生长。选用本品取汁涂抹于头皮毛囊部位，勿过度搓揉，令药汁停留于皮表较长时间，3～4 个小时后再用温水洗净。

本案再次证明，局部病变要从整体上找病因，掌握病机，辨证施治，还要重视心理因素的影响，全面治疗才能获得好的疗效，这也是中医学整体恒动观的具体体现。

四、标本兼顾治眼疾

安某，男，75 岁，离休。2002 年春季初诊。

主因左眼睑下垂，复视，视物不清前来就诊。患者体形偏瘦，精神好。半年前因脑梗死住院治疗 2 周，经静脉注射前列地尔注射液、东菱克栓酶等药物，病情平稳出院。出院后继续服用常规扩血管、活血、营养神经等药物，并坚持每日外出活动锻炼，自觉无特殊不适。2个月前的一天晨起后，患者微感头晕、左眼皮沉重，抬举无力，视物重影。洗漱、早餐后症状无缓解，遂至附近社区医院就诊，测血压为160/100mmHg，余未见异常，予针刺及降压药物（名称不详）治疗。之后又辗转至北京多家医院就诊，服用大量激素、维生素等，断续接受针刺治疗，疗效甚微，遂来我院求治。就诊时血压150/90mmHg，血糖值处于临界状态。内科常规检查等均未见异常。舌质红，舌体偏瘦，苔干黄，脉细略弦。神经系统检查：神清，言语清晰，五官大致端正，肢体活动未见异常，左眼睑下垂，自主抬举不能，左眼球活动度差，左侧瞳孔较右侧稍大，对光反射减弱，聚焦失常，视物分辨不清，上下楼梯时症状更为明显，横穿马路时，一车可视为两辆，甚至难以分辨真假车辆。头颅MRI显示双侧多发腔隙性缺血灶。既往高血压病史近10年，血糖偏高，未规范服药治疗。父母早亡，死因不详，胞姐因脑梗死偏瘫亡故。诊断：左侧动眼神经损伤，眼外肌麻痹、腔隙性脑梗死。中医诊断为上胞下垂，证属气血亏虚，目睛失养。

1. 局部治疗

先令患者自行按揉眼眶外周，以手指轻压眼球，使双眼感觉舒适放松。医者以右手拇指、食指、中指持1寸短针7～9支，令针尖在一条线上，围绕眼轮匝肌、上下眼睑，甩腕叩打7～9圈，此时眼周皮肤潮红温暖。然后选睛明、攒竹、鱼腰、瞳子髎、太阳、承泣、四白、球后等眼眶周围的腧穴，取1寸毫针针刺。睛明穴位于目内眦内上方，眶内侧壁凹陷中，刺时以一侧手指将眼球用力外推，直刺入直提出，不留针。鱼腰穴位于瞳孔直上，眉毛中，眉棱骨上，以一侧手指将眼球下压，沿眼球上缘缓慢进针，直刺入直提出，不留针。承泣位于眼球与眶下缘之间，目正视，瞳孔直下。球后穴位于眶下缘外1/4与内3/4交界处，以一侧手指将眼球上抬，紧贴下眼眶下缘，缓慢刺入。眼窝是漏斗形，以上4个穴位紧邻眼球，针刺时要根据解剖形态调整针刺的角度刺入，不做提插捻转手法，轻轻出针后以棉球按压针孔。

2. 整体调理

选双侧风池、曲池、外关、足三里、三阴交、光明、太溪、太冲。风池属胆经穴，因其特殊位置所在，主治五官头面疾病，可疏风理气散结，以2寸毫针针尖向对侧眼球方向直刺，行针令患者对侧眼球有向外突出的感觉为宜。曲池走而不守，善能宣气行血，搜风逐邪，又可补血润睛；外关、光明同为少阳之络，行气活血养目；足三里为合穴，为土中之真土，胃之枢纽，后天精华之根；三阴交为足三阴经交会穴，独有气血两补之功。太溪补水中之土，润燥而生，令目睛得养；太冲为木中之土，疏肝降火明目。以上各穴均以2寸毫针刺之，行常用手法。

经过一周3次治疗，患者自觉视物渐清晰，又经两周治疗，其左眼睑抬起基本正常，眼球活动明显灵活，复视基本消失，临床治愈。

半年后，患者因家事着急生气后，出现头晕，血压一度高达180/120mmHg，经服降压药物后症状虽有所缓解，但又觉视物模糊，再发左眼复视，眼睑抬举不能。再次前来就诊，查：舌体红瘦，苔略黄干，脉细弦。证同前，治亦同前，治疗3次后症状缓解，嘱其注意身心调理，控制情绪，适当运动、远眺，多食果蔬以补充维生素。

2年后患者再次来诊，症状同前。本次发作诱因为老战友去世，过度悲痛。悲伤肺，本次治疗在以前方案的基础上加用双侧太渊、尺泽，根据补母泻子法之"肺泻尺泽补太渊"，捻转针柄补太渊，迎经刺穴泻尺泽，治疗5次后病愈。再次叮嘱务必注意调整情绪，避免暴怒悲伤，适当锻炼身体，谨防用眼过度，经常进行眼眶周边的按揉等。至此10多年来病情再无反复。

本患有脑血管病史，且有家族病史，平素血压偏高，血糖偏高，均未经系统治疗。舌质红，舌体偏瘦，苔干黄，脉细略弦，证属气血亏虚，目睛失养。局部取穴意在恢复眼球、眼睑活动能力，同时促进局部的血液运行，脉络通畅。

肝开窍于目，目受血而能视，肝经血虚，风邪、燥邪乘虚客于肝窍，阻滞脉络，眼带（眼肌）失养，目睛运动失灵为标，为表证，其病因病机通常认为因肝经风热壅盛，以致目睛旋转不定或滞转。肝开窍于目，胆经循行经过眼周，且行于目外眦，十二经脉当中表里两经均入于眼者，只有肝胆两经，故外眼肌麻痹者常肝胆经穴同取。

【说理】

关于动眼神经损伤。引起动眼神经损伤、外眼肌麻痹的原因比较复杂，需仔细鉴别，明确诊断。如本案患者年事已高，动脉硬化，长期高血压、糖代谢障碍，且有脑血管病史及家族遗传史，上述均为诱发本病的直接因素。动眼神经损伤、外眼肌麻痹者首先要想到是否患有糖尿病，还要想到是否有颅内动脉瘤及脑血管病，颅内动脉瘤如果漏诊可能会危及生命，必须行数字减影 - 血管造影（DSA）或 CT 血管造影（CTA）、核磁共振血管成像（MRA）检查。糖尿病、脑血管病引起的动眼神经损伤、外眼肌麻痹要积极控制原发病，否则难以巩固疗效。不同原因引起的动眼神经损伤、外眼肌麻痹预后不同，有的疗效欠佳，是目前临床治疗的一大难题。动眼神经损伤、外眼肌麻痹治愈后的复发也是非常棘手的问题，本病的复发通常与原发病有关。故要重视平时生活起居，指导患者通过调整生活方式，合理服用药物，控制好基础病。当前在解决了温饱问题后，七情致病的问题已经凸显。所以既要辨证论治，也要辨情论治，才能取得预期的效果。要调整好患者情绪，我经常跟患者说要"避开二闲"，即闲气不生、闲事不管。

关于五脏藏神问题。本案患者两次复发都因为情绪波动，或怒或悲，这印证了五神脏的理论。通常在讨论五神脏问题时，心、肝、脾、肾被剖析得非常深刻，却常忽略"悲伤肺"的危害，患者第二次复发就是由于过度悲伤所致。肺的宣发肃降功能受损，需以泄之，即"金郁泄之"，张景岳曰："泄，疏利也。凡金郁之病，为敛为闭，为燥为塞之属也……凡在表在里、在上在下皆可谓之泄也。"金郁克木，则肝郁气滞，其窍失养，目睛转动失利。故治疗方案中追加了"肺泻尺泽补太渊"配穴及手法而获效。因此，是疏肝平怒还是宣肺化悲，要根据具体情况进行辨证论治。

针刺手法问题。如欲获得良好的针刺疗效，掌握并合理运用正确的针刺方法至关重要。睛明、鱼腰、承泣、球后这些腧穴，针之过浅不能奏效，针之过深易伤血脉，只有恰到好处才能获效。这些腧穴一般不做提插捻转等运针手法，且出针后一定要用干棉球按压穴位 1 分钟以上，以防迟发后续出血。眼睛周围有丰富的毛细血管，针刺稍不小心就会形成血肿，俗称"熊猫眼"，我就曾有 2 次因出针未按压造成眼周出血而被患者及家属投诉。如何避免这种情况：一是针刺时嘱咐患者勿乱动；二是进针要谨慎；三是出针后一定要按压穴位至少 1 分钟，如有必要按压 3～5 分钟（出凝血时间）。如果出现眼周出血肿胀，可先以凉毛巾冷敷局部，次日再热敷，一般 2 周左右眼周瘀血可完全吸收。还要做好善后工作，向患者解释，以打消其顾虑。曾有一患者脑梗死后住我科病房，动眼神经麻痹，双眼球不能向下、向内外旋转，眼球上翻，称为"布娃娃眼"，不能独立行走，不能下楼梯，不能向下看。为其针刺眼周穴后，眼眶周围出血较多，眼球外突明显，不能闭目。只能以蘸有生理盐水的湿纱布敷眼，遮光以帮助其入睡，因解释工作到位，患者本人及家属均表示理解。1 周后眼肿及瘀血消失，患者的眼球运动居然奇迹般地恢复正常了，视物清晰，可自由上下楼梯，顺利出院。此患者成功救治的经验告诉我们，有时欲获良效可能要冒风险，成功与失败往往就在分寸之间，不能"一朝被蛇咬，十年怕井绳"，既不能因噎废食又不能孟浪行事，掌握正确的针刺手法，严格规范操作是非常重要的。

五、调理脾胃止呃逆

吴某，女，65 岁。2005 年 9 月初诊。

主因呃逆不止，3 年前来求治。患者体态丰腴，精神可。初次就诊当天尚未进入诊室即可闻及其响亮的打嗝声，接连不断。自诉 3 年前清理冰箱时没有断电，连续清理了 1 小时左右，当晚即感胸口寒凉，堵闷。次日出现胃内不适，自觉有气上冲至咽部，又向下返回，腹胀，排气、排便不畅。2～3 天后腹内寒气不消，反向上冲击，始出现呃逆。开始呃声低微，渐至响亮，以致不眠，呃逆不休。因此病患者长期食不甘味，精神萎靡，懒于家务，闭门独居，脾气暴躁，不愿与人交往。3 年来求医于各大医院，亦曾寻求针刺治疗但效甚微，甚至到外地求治于"江湖神医"，花费无算，竟毫无起色。患者痛苦万分，信心丧失，不愿苟活。经家属反复劝说方勉强前来就诊。

观其面色萎黄，神情焦虑，呃声连连，疲惫不堪，舌胖色淡，边有齿痕，苔白略滑，脉沉细涩。腹部胀满，叩之如鼓，以掌抚其腹部，明显感到阴寒吸手。于是我先以双手帮患者沿顺时针方向按揉腹部，并令其同时做深呼吸，以助其脘腹之气外排。此时患者喉咙中发出鸣响，并长出气。间歇 2 分钟后行针刺治疗。按治疗体位不同，制定了两组配穴方案。

1. 仰卧位

以肝、胆、脾、肾、胃的募穴为主，化裁加减金针王乐亭先生"老实针（老十针）"，选用气户（双）、膻中、期门（双）、章门（双）、日月（双）、京门（双）、中脘、气海、内关（双）、足三里（双）、三阴交（双）。本组穴以中脘为主穴，针前以左手拇指按揉，使穴中凝聚之气散开，右手持 2 寸毫针，针尖朝向下方轻轻刺入，令针感传至脐下；然后紧傍针两旁呈 45°角各刺一针，针尖斜向下方，左右交叉，缓慢旋转提插进针，令腹部产生酸胀沉重之感，三针合力令气下行。若将此三针针身所指方向以虚线相连并延长，气至的区域呈一扇形，此即所谓以点带面。针毕于中脘穴上置一艾盒，内置 1 寸长艾条 2 支点燃，留针 30 分钟。膻中、气海针尖向下，针刺后提插捻转针柄催气聚于针下（针下沉紧涩如鱼吞钩饵），继续运针，调气下行至下丹田，脐下为肾间动气、元气升发之所，令逆动之气安抚。肝、胆、脾、胃之募，针身斜刺，针尖刺向躯干外侧，引胃腑郁滞之气从少阳通路散行。余穴采用平补平泻法，调理平衡脾胃之气。

2. 俯卧位

选用五脏背俞穴，辅以大椎、长强。五脏俞穴采用针尖向下之法，调五脏平衡，引中焦郁气下行。针后于脾俞、胃俞穴放置艾盒，放置 1 寸长艾条 2 支点燃，针灸治疗半小时。每周针灸治疗 2 次，两组穴位交替进行。

针毕嘱以鲜姜汁调和沉香粉 3g，用白开水稀释 20mL 左右，于早中晚三餐后各服 1 次，连服 7 天。针、灸、药并用治疗 2 次后，患者症状明显缓解。呃逆的频率减少，音量明显变小。继续如上法治疗 6 次，症状全部消失。治疗结束后，患者感激不尽。

【说理】

呃逆古称"哕"，自元代朱丹溪始称之为"呃"，明代张景岳进一步确定"呃逆"病名，《辨证录》中有"呃逆门"一篇，对该病进行了专门论述。本证常由受凉、饮食、情志等因素诱发，多伴胸膈痞闷、脘中不适、情绪不安等，起病多急，症情相对单一。由于饮食或情志因素出现一时性呃逆，且无明显兼证，属暂时生理现象，常有不药而愈者。病家和医者往往视之为小症而不以为然，但如果治不得法，亦会变为难治之症，迁延不愈。西医的单纯性膈肌痉挛与本病相似，还常见于如胃肠神经官能症、胃炎、胃扩张等。

本案患者素体气虚，感寒、感湿后，寒湿入里，凝聚于腹内，阻滞气机，使胃气不降，上逆致呃。初起以实证为主，乃病邪扰乱，胃气不和，病久则由实转虚或虚实夹杂，而正虚亦会气逆，故无论呃逆之虚实新久，皆因胃气运转不利，治疗必须调理胃气。胃气以降为顺，故先以外力助其排气，在按揉运气之时，令患者以呼吸之气配合，调动气机升降运行。

针刺治疗胃气上逆病证时，首选上部膻中穴、中部中脘穴、下部气海穴。膻中为心包之募穴、八会穴之气会穴，与胃募中脘相配，可宽胸理气，散中焦之结；气海为气之海，能通任脉，温补下元，又可益气固本，升发元气，蒸腾气化，以助运化之机。针刺手法非常重要，要使"气趋病所"乃至"气至病所"，就要注意催气、调气、导气，令上逆之气下沉丹田，中脘穴采用一穴三针之法即是此意。期门（双）、章门（双）、日月（双）、京门（双）此8个穴位分别位于肝经及胆经，分属肝、脾、胆、肾之募穴，气滞之病用气聚之穴，与胃募中脘配合，将居于中焦之气向少阳疏散，同时健脾、疏肝、利肾，五募配合，相须相使，获散气祛瘀之功效。气户、气海通利气道，使郁阻之邪气得以自上下、左右、脏腑全方位分消。内关、足三里、三阴交均双侧取穴，进一步平衡脏腑阴阳，调理脾胃。第二组穴选用五脏背俞穴为主，意在进一步调理五脏之气，将郁邪转运出人体，同时调理五脏平衡。大椎、长强位于督脉，上下配合通阳利气。配合前后施灸，温阳理气，化寒邪。

本案用生姜汁、沉香粉以水调和，于饭后冲服。生姜辛温，归肺、脾、胃经。辛散温通，能温胃散寒，和中降逆，止哕，其止呕功良，素有"呕家圣药"之称，配伍应用可治疗多种呕吐、呃逆之证，因其本为温胃之品，故对胃寒呃逆、呕吐最为适合。沉香辛苦，微温，归脾、胃、肾经，本品辛温散寒，味苦质重性降，善温胃降气而止呕。其功效为行气止痛，温中止呕，纳气平喘。《本草通玄》曰："沉香温而不燥，行而不泄，扶脾而运行不倦，达肾而导火归元，有降气之功，无破气之害，洵为良品。"《本草经疏》言："沉香治冷气，逆气，气结，殊为要药。"两药合用降气止呃逆，用药1周，病情好转后停药，后续调理仅用针刺治疗而获痊愈。

呃逆属临床常见多发病，其病因众多，有痰瘀、寒滞、气结等；有实证、虚证之不同，治疗应因人、因证而异。脾胃病、心脏病等很容易诱发呃逆，治疗要谨慎小心。正如《辨证录》所记载："虽因病立方，各合机宜，然而气禀有厚薄之分，生产有南北之异，宜临证加减，不可拘定方中，疑畏而不敢用也。"针刺治疗配穴与配药相同，也要讲究理、法、方、药（穴、术），方能祛除顽疾。

六、太乙神针通癃闭

林某，男，70 岁，台湾高僧。2010 年 6 月 25 日初诊。

患者于 2010 年 6 月 11 日在我院肛肠科行混合痔手术，手术过程顺利，然术后小便不畅，初为滴沥，渐至不出，腹胀难耐。6 月 13 日晚留置导尿后排出尿液约 1000mL，为尽早恢复自主排尿功能，6 月 14 日上午拔除导尿管。之后患者虽能自行排尿，但尿量少，排出困难，渐至尿道复闭阻，尿液无出，甚是痛苦。6 月 19 日患者出现下肢水肿，腹部肿胀膨隆，膀胱底顶至脐下。6 月 21 日 B 超示小便后残余尿 900mL。另查肛门伤口及尿常规均正常，请泌尿科会诊后再次留置导尿，下肢水肿逐渐消退。6 月 25 日上午 8 时拔除导尿管，至下午 16：30 仍不能自主排尿，腹部胀痛难忍。因数次反复插、拔导尿管而致尿道破损，更增加患者对插导尿管的恐惧。肛肠科考虑到患者高龄，兼有动脉硬化、高血压等病，不宜多用利尿剂，故请求我科协助治疗。

观患者面色萎黄，精神疲惫，情绪焦躁，痛苦呻吟，舌淡，苔白腻，脉弦滑。令其仰卧于诊床，见其腹胀如鼓，似一口大锅扣于腹上，脐至下腹叩诊浊音，轻触即痛苦难忍，双下肢轻微浮肿。遂选双侧大横穴，取 4 寸（100mm）毫针，针尖朝向耻骨联合，与皮肤呈 15°角徐徐刺入，捻转得气，针感向耻骨联合、会阴处传导，使下腹有重坠感并伴有明显尿意。然后依次斜刺水分、阴交及双侧肓俞，直刺双侧足三里、丰隆、三阴交等穴，行平补平泻针法，轻柔捻转，针下有沉紧涩之感，双侧大横穴针柄接电针仪，选连续波型，频率 2Hz，电流强度以患者能耐受为度，此时患者情绪渐趋平稳，闭目休息，留针30分钟后起针。再将4根太乙神针灸条攒做一捆，一起点燃，取白布重叠7层，置于水分穴处，以手指轻轻点按，令患者局部酸胀感明显，将已燃艾条按于布上，对准穴位逐渐加力按压，以患者诉热感较甚为1壮，连灸3壮。再取白布重叠7层置于关元穴处，依前法灸5壮。嘱其反复练习坐起、站立，并以手掌自行按揉肚腹，针灸治疗后由其弟子搀扶返回病房。

15～20分钟后，患者弟子欣然来告，患者已小便一次，少许不畅，量约100mL。遂嘱其适当饮水，继续按揉腹部，适当运动，继续练习自主排尿。因时为周五，告知其弟子，周末如有异常可电话联系，协助诊治。连续两日来相安无事，待下周一（28日）复诊，患者诉25日治疗后当天又陆续排尿6～7次，总量约1500mL，自此可自主排尿，小便顺畅。遂又依前法治疗一次，以巩固疗效。29日患者顺利出院。

【说理】

尿潴留属中医学"癃闭"范畴，是由于肾和膀胱的气化功能障碍所致。本患者年事已高，气血运行不畅而生痔，术后气血亏损，中气不足，膀胱传导无力，气化失司，从而导致尿潴留。此时增补先天肾气已无可能，只能从后天下手。针刺大横、足三里、丰隆、三阴交，意在调理中焦，增强后天脾胃之功能，以促进肾与膀胱的气化，利湿通小便。大横为脾经腧穴，又是足太阴、阴维脉交会穴，具有健脾运湿的功能。该穴位于脐旁4寸，以4寸毫针斜刺，针尖透向耻骨联合，刺向任脉，途经脾经、胃经、肾经、冲脉、任脉，先后天通调，有"一石二鸟"的作用。因患者此时膀胱充盈，一定要掌握好针刺的深度及角度，以免刺伤充盈的膀胱。丰隆为足阳明胃经之络穴，别走太阴，其性通降从阳明以下行，得太阴湿土以润下。足三里升阳益胃，三阴交滋阴健脾，阴阳相配，为气血不足、脾胃虚寒之主法，虚损门所不可少者也。肓俞、水分、阴交称为"脐周四穴"，肓俞为足少阴与冲脉交会穴，为肾脉入膏膜之处，取之以益肾壮骨；阴交穴为任脉所属穴位，也是足少阴与冲、任交会穴。《会元针灸学》曰："阴交者，元阳之气，相交于阴，癸水之精，合于阴气，上水分合于任水之精，阳气从上而下，与元阴相交注丹田，水火既济，故名阴交。"选用该穴既可振奋元阳，驱逐阴邪，又可交通阴阳之气。水分一穴内应小肠，因此具有泌别清浊的功能，针之取其在内疏通水道，运化水湿之作用，"脐周四穴"配合应用，共奏益肾壮骨、振奋阳气、驱邪外出之功。针后患者精神有所缓和，因术后长时间排尿不畅，反复导尿，腹胀满伴尿道刺伤痛，难以入眠，早已精疲力竭，故排溲力不足。此时单纯针刺治疗，宥于膀胱过度膨隆的种种限制，不可过度刺激，以电针予微量刺激，症虽缓，但难以速效，遂以太乙神针灸法助力。

太乙神针是一种特殊的灸法，就施灸方式而言属于实按灸，但其有别于普通灸法，在于太乙神针的组成中虽仍主要以艾绒为主，但同时加入了完整的配方用药，故应属于药条灸。实按灸是古代灸法发展过程中出现的一种独特的灸治方法，至今拥有不可替代的优势。首先，就温热形式而言，实按灸相较于悬起灸更便于通过与皮肤的有效接触达到灼热和药气直接作用于腧穴的目的，较其他形式的隔物灸，操作更简易灵活，较直接灸而言，实按灸能持久维持灼热感，且损伤较小。其次，就作用机制而言，实按灸不仅能将持久的灼热刺激与药物燃烧生成物相结合，还能通过一定的外力作用于腧穴，更加有利于激发经气，发挥综合效应。本案以大力旺火灸水分3壮、关元5壮，温阳利水。同时药力因火力专盛强大，上可达石门穴，下可及中极穴，前者为三焦募穴，后者为膀胱募穴。数穴合用，针灸并施，力专效卓，共奏温阳理气、通调水道、运化水湿之功。太乙神针以温热强盛火力与辛散温通、芳香走窜之药结合，迅速作用于局部，针感直达病所，获温经散寒，疏通经络，运化水湿之功，使郁阻之经气渐复条达，闭塞之水道始复顺畅。

针刺、灸疗并用治疗术后尿潴留，发挥了针、灸不同的优势。西医学认为，针刺可增强膀胱的收缩运动，提高膀胱平滑肌的肌力，调整膀胱括约肌的功能，以起到通利小便的作用。对腹部的穴位采用电针，可借助电流的调节作用，持久均衡地刺激穴位，兴奋内脏神经，刺激支配膀胱神经，兴奋腹壁膀胱区肌肉，调节膀胱括约肌的舒缩功能和膀胱平滑肌张力，促进膀胱功能恢复正常，则小便自解。艾灸可通调下焦气机，温补下焦元气，鼓舞膀胱气化功能，达到启闭通尿的功效。从西医学角度来看，艾灸可以使局部血液循环加快，并促进损伤神经的修复和反射弧的重建，增强传导功能，兴奋膀胱括约肌，促进膀胱收缩，使排尿顺畅。施灸的方法很多，但要取得立竿见影的效果，就要选择力专效猛的施救方法。雷火针是药艾条实按灸的肇始，起初的实按灸是使用纯艾条进行灸治，可见于明代朱权所著的《寿域神方》。目前太乙神针艾条在市面少有售卖，如遇紧急情况可就地取材，将4~5支纯艾条以绳捆紧，做实按灸治疗。数支艾条捆绑合用，增加了艾灸的穿透力度，常用于急证、痹证等。临床中，我常以此法治疗骨关节痹痛等病。

七、悬灸隐白治崩漏

王某，女，35 岁，职员。1986 年 9 月初诊。

以"月经紊乱 1 年多，阴道出血 15 天"为主诉于 1986 年 9 月收入我针灸病房。1 年前患者因操劳、思虑过度后出现月经周期缩短至 18～26 天，经期延长达 8～15 天不等，血色淡而质薄，量较多，夹杂有血块。伴有神疲乏力，四肢不温，腹中隐隐作痛，并有每月经量逐渐增多的趋势，竟至两月经血相连。经妇科检查，诊断为子宫肌瘤、功能失调性子宫出血。建议手术治疗，刮宫及摘除子宫，患者拒绝。曾用激素类药物治疗效不显，来我院求治，遂收入病房。当天正值我当班，患者由家人搀扶入病房，观其面色㿠白，动则气喘，头部虚汗出，自述口干、心慌，且一直血流不止，身下的中单半小时即需更换一次。诊断为崩漏无疑，证属气虚血瘀。立即为其补充血容量，输入羟乙基淀粉 40 氯化钠注射液及糖盐水，并用止血芳酸止血，但用后枉效。面对如此情景，当如何下手？我们几位年轻医师莫衷一是，只得求助李志明老师。李老师来到病房，详细查看了患者的脉症，询问了病史，沉吟片刻，即令我取艾条为患者于双侧隐白穴行温和灸。于是我双手各持一支纯艾条，对患者双侧隐白穴同时做悬灸（温和灸）。艾条与皮肤之间距离 3cm 左右，半小时后，我发现患者面色渐渐泛红，情绪慢慢稳定下来，出血量也明显减少。1 小时后，当艾条燃尽之时其出血竟停止了。我正在惊叹艾灸神奇疗效时，李老师缓缓而至，我兴奋地向他汇报"战果"，他却轻描淡写地让我依照上述方法继续为该患者灸治 3 日，再于气海、关元穴处加用艾盒灸 30 分钟。他查看患者病情后放心离去。次日，患者病情大减，出血基本控制，连续灸治 3 天后，下血竟然完全止住了。

此后我每日于患者气海、关元穴处用艾盒灸 30 分钟，并选用隐白、大敦、百会、关元、三阴交、血海、气海、膈俞、太冲、太溪、肾俞穴等针刺调理，交替使用，以调理阴阳气血，并按照李老师指示为患者开具中药方，主要药物有黄芪、茜草、地榆、党参、白术、草红花、墨旱莲、升麻、三七粉、益母草、贯众炭、炙甘草，先服用3剂。然后根据患者具体情况加减，意在固经补气养血。针药调治2周后，患者元气渐复出院。后继续服用调血固经中药2周，每周至门诊针刺调理1～2次，嘱其每日自行艾灸足三里半小时，两个月后患者病情明显好转。继续调理情志，坚持适当锻炼身体，病告痊愈。随访半年，患者自觉一切安好。

【说理】

崩漏是一种严重复杂的月经病，西医多采用激素或刮宫止血，甚而手术切除子宫。因为副作用和患者的依从性较差，临床使用受限。《素问·阴阳别论》云："阴虚阳搏谓之崩。"离经之血，即为瘀血，瘀血不去，新血难安。本病的发生主要因冲任损伤，气血固摄无权所致，与肝、脾、肾三脏关系密切。《济阴纲目》云："脾统血，脾胃虚损，不能摄血归源。"脾伤气陷，统摄无权，冲任失固是崩漏的发病关键。素体脾虚或忧思伤脾，他脏病变亦可及脾而致崩漏。《女科玉尺》曰："崩漏，究其源则有六大端：一由火热，二由虚寒，三由劳累，四由气虚，五由血瘀，六由虚弱。"本案患者神疲乏力，纳差，小腹隐隐作痛为气虚；血色淡而质薄，量较多，夹杂有血块，为虚中夹瘀。故本医案为气虚血瘀证。治疗要点为"塞流"，也就是急则治其标，首先固涩止血。中医认为脾主统血，一方面是脾气固摄血液，令其在脉管内运行，而不溢出脉外；另一方面是脾通过运化水谷精微化生血液。

中医学各种急救方法中能随时施用，且有立竿见影之效的当属针灸。本症首选隐白穴，施以重灸。隐白穴最早见于《灵枢·本输》，"脾出于隐白，隐白者，足大趾之端内侧也，为井木"，本穴定位的记载与现代标准化定位相近。《圣济总录》言："隐白二穴，木也，在足大趾端内侧，去爪甲角如韭叶。"脾主统血，脾经入腹属脾，络胃，四肢末端为阴阳经相续接之处，隐白穴是足太阴脾经的起始穴，此处气血最为丰富，刺激隐白穴可以起到调经止血的作用，故尤擅治疗以月经过时不止或出血量多为特点的月经病，如《扁鹊神应针灸玉龙经》指出隐白穴可用于治疗"月经不止，血崩"。《针灸大成》记载："隐白，妇人月事过时不止。"

之所以选用灸法，是因为灸法的特性与针刺不同。艾条灸中的艾，是古人经选用八木之火，反复试验最后确定的药材。《本草从新》中说："艾叶，苦辛，生温熟热，纯阳之性，能回垂绝之元阳，通十二经，走三阴，理气血，逐寒湿，暖子宫，止诸血，温中开郁，调经安胎……以之灸火，能透诸经而除百病。"艾灸可以温通经脉，调和气血，协调阴阳，扶正祛邪。温和灸的特点，如周楣声老先生说："温和灸艾热的作用是反复的……能不断向体内导热、导电，诱发体内生热与生电。如能使其位置稳定，作用集中，时间延长，虽无需手法协助，亦可出现明显的感传作用。从广义上说亦可称之为火针。"（《周楣声医学全集》）本案中，李老师淡定从容的指挥，周老先生的明文教诲，本人的亲身体验，充分证实了温和灸延时重灸在妇科崩漏病证救急、止血中的神奇功效。百闻不如一见，令人印象深刻。

灸法救急止血后的调理亦非常重要，止血后应选用相应腧穴调理周身气血。《金针王乐亭》中记载"三阴交滋阴、健脾、助阳，为治血之要穴"，三阴交为足三阴经的交会穴，可调理肝、脾、肾，具有摄血凉血、止血调经的作用。关元是足三阴经、冲脉、任脉的交会穴，可以调补冲脉、任脉之气，具有加强固摄、制约经血妄行的作用。隐白穴为脾之井穴，具有健脾益气，统摄血行的作用。大敦穴为肝经之井穴，具有疏肝达木，调节血量的作用。针灸并用治疗崩漏，能够快速止血，且疗效稳定。"急则治标、缓则治本"，以中药协助针灸继续固经补气补血，针、灸、药同施，使得效如桴鼓并且疗效稳定。《备急千金要方》载："只针不药……皆非良医也。"针灸医师在临床工作中，要学会灵活选用治疗方法，当针则针，当药则药，方可获得良效。

八、施灸有序防灸逆

灸有灸序，针有针法，不能离宗。这是恩师李志明老师用其自身作为活体教材，为我这个关门弟子上的最重要的一课，使我受益终生。

李老师1986年年底被查出直肠癌，在我院外科手术后伤口迁延日久不愈合，遂转至中国医学科学院肿瘤医院接受第二次手术治疗。我当时正忙于第一次世界针灸大会的筹备工作，早出晚归，心无旁骛，直到老师接受了第二次手术后我才从同学处得知消息，此时已是1987年2月。我赶忙抽时间前去看望李老师，当我进入病房时，眼前的情景把我惊呆了：2个月前还精神矍铄的李老师，此刻却双眸深陷，瘦骨嶙峋，体重掉了三四十斤，整个人都变了形。只见李老师床前铺满了稿纸，他正拖着虚弱的身子仔细审阅我们编写的书稿，数九寒天，额头上竟布满细密的汗珠，他知道自己时日无多，在拼命与死神赛跑。看到我来了，李老师露出亲切的笑容，他一一指出书稿中存在的错误，要求我抓紧誊写修改（那个年代，计算机没有普及，需人工抄写稿件），并要我下次再来时带几支艾条过来。彼时他的白细胞数量下降严重，欲以艾灸提高自身免疫功能。我奋战了数个通宵，终于将书稿誊写完毕，再次前来看望恩师。

第2次见到李老师时，发现他更消瘦、更虚弱了，双手筋骨看得一清二楚。他说近日食欲很差，术后伤口久不愈合，稍一咳嗽伤口就痛，腹部胀闷，很难矢气。即便如此，老师还是一心想着未完成的书稿，让我将修改后的书稿念给他听。我让老师躺下，将书稿放在老师身上，一边念稿一边手持艾条，为老师进行温和灸治疗。先从涌泉穴灸起，次灸足三里，最后灸百会。读稿完毕，约一个半小时的灸治也结束了，用了两支半艾条。

3天后，当我跑完书稿的编审、校对、出版等事宜再次看望李老师时，见他正弯腰自灸足三里穴，我赶紧上前帮助。他一抬头吓了我一跳，只见李老师口唇生疮，舌上有数处溃疡，竟然说话都受影响。我赶忙问发生了什么事？李老师忍着舌痛俏皮地回应道："拜你所赐！"听到这4个字，我立刻明白了什么意思，原来我施灸的次序错了，由于施灸次序不当，误伤了恩师，当时我羞愧难当，无地自容。李老师自灸足三里意在泻火气，引火下行，是在自救。他在用"现身说法"教育我，让我知道了何为火劫，何为火逆以及发生后如何处置。李老师是在用自己的身体捍卫中医学，用生命启迪后学啊！在李老师的指导下，我认真拜读了安徽灸法研究会周楣声先生的著作《灸绳》。周老先生在"灸不离宗赋"篇中说："孔子曰'物有本末，事有终始，所知先后，则近道矣'，本末不能倒置，终始自有先后，本末既明，终始有序，则树有本而水有源矣。"强调针与灸的操作要有序进行，不得本末倒置，这成为我向学员授课时永恒的主题，也是我行医操作的规范。遗憾的是，我当时由于工作过于繁忙，没有时间陪伴恩师，李老师在1987年10月的最后一天永远离开了我们。每当我看到其主编的《耳穴诊治疗法》一书，往事历历在目。他老人家的敬业精神，永远激励着我。

【说理】

中医学的施灸方法中，灸序是一个不可忽视的问题。《备急千金要方》曰："凡灸，当先阳后阴，言从头向左而渐下，次后从头向右而渐下，先上后下。"《黄帝明堂灸经》也指出"先灸于上，后灸于下"。目前临床上进行艾灸的一般顺序亦循《备急千金要方》，即先灸阳经，后灸阴经；先灸背部后灸腹部；先灸上部，后灸下部；先灸头部，后灸四肢。一般认为，遵循以上的灸序则能先阳后阴，从阳引阴，而无亢盛之弊。先上后下，则可引火下行，避免面部烘热、咽干口燥、口舌生疮等不适之感。《针灸大成》记载："又灸足三里，以引火气。""仍灸三里二穴，引火气下行，以固其本。"《针灸大全》言："凡灸此六穴，亦要灸足三里，以泻火气为妙。"在亲眼目睹了违反灸序，逆向施灸的后果，以及李老师灸足三里以自救后，我明白了什么是"灸不离宗"以及如何自救，从而加强了我对灸必有序的认识，同时对火逆、火劫有了深刻的认识。

华南师范大学生物光子学研究院杨宁宁等进行了不同灸序对健康人体表温度影响的研究，结论：艾灸对人体产生的是非常复杂的调控作用，不能简单认为仅是一种局部的加热升温。从体表温度探讨艾灸对人体各部的影响，要注意区分两种效应：一是直接效应，主要指艾灸穴位附近区域，由于艾灸热能的输入而出现明显的升温，可同时观察到明显的皮肤变红发热、血液循环改善等现象；二是间接效应，所出现的温度变化包括升温与降温，这种温度的变化不是直接由热能输入造成的，而是人体复杂的综合调节机制的反应。这种综合调节机制与中医的整体观、平衡观存在密切的关系。研究观察"先上后下"与"先下后上"两种相反灸序对人体体表温度的影响，结果表明：艾灸时采用"先上后下"的次序，对人体上部区域温度无明显影响；而采用"先下后上"的次序，会引起人体上部区域明显升温。该结果与传统灸序理论认为"先上后下"的顺序能够避免热性炎上所带来的面部烘热、咽干口燥等不适是一致的。

九、针药并用去风疹

张某，女，60岁，退休。2019年5月初诊。

周身反复泛发风团疹块近5年，加重2日。患者皮肤反复发作风团疹块，连绵起伏，时发时止。发病前患者至外地旅游，感受风寒，初始仅感皮肤、四肢痒甚，随即出现淡红色风团疹块，服用息斯敏、开瑞坦等脱敏药后疹块暂时消失，数小时后又发，此起彼伏，经久不愈。尤以夜间为甚，常彻夜不眠，越痒越挠、越挠越痒，终成恶性循环。遍寻各大医院，服用多种中西药物，病情不仅未见好转，反有日渐加重之势。每遇风、寒、湿邪侵扰，症状必然加重。观患者体态丰腴，面无光泽。周身皮肤遍布抓痕，颈部、腹股沟、肘弯处疹块明显，疹块为多边形，高出皮肤，大小不等，边界清晰，色鲜红，按压即可褪色。舌体胖大，边有齿痕，舌质淡，苔薄白，双脉沉细。既往有冠心病、高血压病史。患过敏性哮喘，每遇风疹加重哮喘即加重。西医诊为荨麻疹，中医属瘾疹（风疹块、游风），病机为风邪入络，寒湿闭阻。治以搜风通络，养血除湿之法。

　　因服用大量药物无效且本身为过敏体质，故患者拒绝继续服药，要求针灸治疗。患者当前主要的症状：游走性风团疹块、剧烈瘙痒，主要矛盾为风、痒之症。《诸病源候论》云："邪气客于皮肤，复逢风寒相折，则起风瘙瘾疹。"上风用风池，下风用风市，"治风先治血，血行风自灭"。施治：①患者俯卧：取风池、风市、委中、承山、膈俞、肝俞、心俞、肺俞、脾俞、肾俞等穴。风池穴以1.5寸毫针直刺入穴，进针1.2寸左右，轻轻提插捻转，患者自觉头颈部酸胀沉重即可；风市穴以2寸毫针直刺入穴，进针1.5寸左右，提插捻转，令酸胀感向下肢外侧传导；委中、承山穴直刺令得气，留针30分钟。背俞穴以两侧膈俞、肝俞为一组（四花）穴，用一次性注射器针头刺络拔罐放血，每穴出血量以5～10mL为宜，与心俞、肺俞、脾俞刺络拔罐放血交替进行。②患者仰卧：选取头皮针胃区，体针曲池、内关、天枢、阳陵泉、绝骨、太冲，以毫针刺入，行平补平泻之法，留针30分钟。于神阙穴周围以一束毫针点刺后，拔5号大罐，血海、百虫窝穴常规刺络拔罐放血。上述两种姿势交替进行，经4～5次治疗，患者症状基本缓解。

　　为防止病情反复，令其每周针刺调理1次，注意合理膳食、调畅情志、避风寒、慎起居、适当运动锻炼，这样坚持调理治疗3个月，至今未再复发。

　　【说理】

　　荨麻疹并非皮表之病，是周身五脏失调、阴阳失衡所致。方药中老师言：

"五脏相依，一脏有病波及他脏。"这是中医学的精髓，也是我们临床治疗疾病，选穴用方的关键所在。

（1）从风从肝论治。荨麻疹的主要症状为痒，《医宗金鉴》云："痒属风，亦各有因。"风为百病之长，风邪既可直接导致营卫不和，又可影响脏腑功能，从而导致营卫的生成和运行障碍。《素问·阴阳应象大论》云："风气通于肝。"《素问·宣明五气》云："肝恶风。"从慢性荨麻疹的发病原因、特点、病理变化规律等分析，皆与"风"之善行数变的特点密不可分。皮肤病中出现的瘙痒症状，其病因多责之于"风邪"，此处所言之"风"，既包含外感六淫之"风邪"，亦包含内生之"风"，病机多与血虚、血瘀有关。另外，自然界之风邪通过皮毛进入人体，风气内通于肝，引动体内的内风，内外合邪，疾病乃生。因此，维持肝自身的生理功能正常，以使体内气血调和，不受外邪侵袭，是防治荨麻疹的关键。故选择肝俞刺络放血，"岂知出血者，乃所以养血也"，太冲为肝经之输穴、原穴。"五脏六腑之有病者，取其原"，荨麻疹表证在皮肤，实为周身气血阴阳失衡所致。

（2）从血从心论治。本病虽以风邪为标，但多因营血不足、血虚生风所致，气血不足之体为慢性荨麻疹发病之本，故虽血虚而不能纯用补血之法，虽有风邪而不能单纯祛风，正所谓"治风先治血，血行风自灭"。如《灵枢·五变》说："肉不坚，腠理疏，则善病风。"由于脏腑组织有"坚脆刚柔"的不同，构成了个体体质的特殊性，导致发病情况有别。慢性荨麻疹患者因禀赋不耐，或后天失养，气血亏虚。气不足，则卫外失固；血不足，则生风化燥，肌肤失养；气血不足，腠理不密，风邪乘虚而入，发为本病。再则，"病之阴阳，因人而变"，"邪气因人而化"，气血不足之体为慢性荨麻疹发病之本，心生血，主神。于心俞穴放血，可达祛瘀生新的目的，此处的放血亦即补血，《针经标幽赋》中所说："大抵疼痛实泻，痒麻虚补。"此即补血以止痒，止痒以安神之法。

（3）从脾从肺论治。慢性荨麻疹的病因是以风邪为主，可兼夹寒、湿、热邪，故临床常以皮肤瘙痒为主症。久病不愈，邪气与卫气交争，"卫气出于中焦"，因此不断损耗脾胃中焦之气，脾胃乃后天之本、气血生化之源，脾胃已伤，则化源不足，最终导致气血两虚。气虚则卫外不固，血虚则肌肤失养，又血虚生风，风邪停留于肌肤，则出现风团、瘙痒等症。《外科理例》说："肺主皮毛，脾主肌肉，肺气虚则腠理开为风湿所乘，脾气湿而内热。"现代研究证明，脾俞穴有双向调节作用，针灸可以提高机体免疫功能，使免疫球蛋白升高。肺主气司呼吸，五行属金，在体合皮，肺俞在治疗皮肤病方面具有显著作用。脾五行属土，为肺脏之母，培土可生金，肺气不足，脾可生之，因此脾俞有助肺俞治疗疾病的作用。综上所述，肺与脾的功能失调，不能各司其职，进而发为疹疫，故选用足太阳膀胱经的背俞穴——肺俞和脾俞。刺络通经，和腠理，祛湿邪。

（4）从肾论治。肾为人体阴阳之根本，为卫气之根，肾虚与慢性荨麻疹表虚证有关，肾虚或因素体禀赋不足，或病久及肾。对于此类患者，在辨证论治时，应紧紧抓住病机关键，以补肾益气固表治本，疏风散邪止痒治标，标本兼治，达到邪去正安的目的。五脏之阳非肾阳不能生，五脏之阴非肾阴不能滋。肾之精、气、阴、阳与其他脏腑之间存在着相互资助、相互为用的动态关系，故有"久病及肾"之说。肾精气的盛衰是决定正气强弱的重要因素，而卫气是人体正气的一部分，肾精气充足，则正气旺盛，卫外功能正常，机体能抵抗外来邪气的侵袭，不易发病；反之肾虚，卫外功能也随之减弱，腠理失密，机体防御能力下降，外邪易乘虚侵袭，故风团时作，缠绵难愈。卫气根源于肾气，肾气强弱决定卫气强弱，所以补肾是根本治法。肾为卫气之根，肺主皮毛，肺肾不足则卫气不能温分肉，肥腠理，且肾水亏虚，不能涵木，内外之风同气相求，导致风团出没难除。治病求本，补肾益精有助固表。表里同治，整体调节，使肾精足，腠理密，表邪除，可达到邪去正安之目的。此为本案中选取肾俞穴的意义。

本案属慢性荨麻疹急性发作，表现为发无定所，除了在肌肤表面的风团外，也波及呼吸道，故而同时出现喘咳胸闷之症。急性荨麻疹多有表证，医者也往往治以祛风解表宣达，而慢性荨麻疹病程迁延，病因复杂，有时表证、里证两者皆重，有时两者均不显著，增加了辨证治疗的难度。而玄府系统在表以肌肤腠理为门户，在里以脏腑深部为根结，遍布周身，表里可相互影响而致系统疾病，与慢性荨麻疹的病因、发病特点契合度很高。故认为慢性荨麻疹多因先有卫气失司，玄府开阖不利，又遭外来风邪，闭郁玄府而致。病机在玄府怫郁闭塞，治疗上应重视病位层次，以开玄通窍为要，攻补兼施。总以通宣畅达玄府，使气血得以正常周流为目的。针刺治疗时采用刺络放血法以开玄通窍，选用膈俞（血会）、肝俞（肝藏血）、心俞（心生血）、肺俞（肺主皮毛）、脾俞（脾统血），此法意在"开玄府而逐邪气……使上下无碍，气血宣通，并无壅滞"。

放血法实质与汗法为同类，血汗同源，出血即出汗，汗出可开解郁结，通畅孔窍，其医理即在于开启玄府，鼓舞阳气，以达气推动血行的目的。而在神阙、血海、百虫窝穴处放血，除上述含义外，其穴位本身的作用亦不容小觑。

（1）究神阙穴名含义有二：一是指神之所舍于其中，即生命力所在；二则指神气通行出入之门户。《会元针灸学》解释说："神阙者，神之所舍于其中也。上则天部，下则地部，中为人部；脐居正中，如门之阙，神通先天。父母相交而成胎时，先生脐带，形如荷茎，系于母之命门，天一生水而生肾，状如未敷莲花，顺五行以相生，赖母之气以相传，十月满，则神注于脐中而成人，故名神阙。"神阙穴因在人身上下、左右的中部，乃"居中立极"，是气机升降出入的总枢，故能分清浊而别阴阳，激发脏腑经脉气血的生成与运行，无论是中医经络理论、生物全息观点、人体之"气舍"，还是西医胚胎学、解剖学或现代生物学研究，都证明了神阙穴可以通百脉、连脏腑、调气血、和阴阳，在诊断和治疗疾病中有其独特的价值。心主神，神阙为神之所，《素问·至真要大论》云："诸痛痒疮，皆属于心。"揭示痛、痒、疮疡这三种临床表现的病机皆是由心的病变引起的，即心的功能失常会引发这三种临床症状，故称"腹为人类第二大脑"。心五行属火，主血脉、藏神是心的正常生理功能，一旦心的功能失常，即发生血脉不通、血脉不充、失神少神、神不安、神无所藏及心阴阳气血的不足或过盛等病理表现，此时痛、痒、疮疡就会发生，或独发，或并发。荨麻疹以痒为主，在神阙穴周边点刺放血，"必先去其血脉而后调之，无问其病，以平为期"。在此基础上拔罐，促进体内代谢物的排出，加快新陈代谢，可迅速安神止痒。

（2）本病的发生属血虚风动，血海、百虫窝两穴相隔仅1寸，在此两穴刺络拔罐，可促进气的运行，气行则血行，血行风自灭。百虫窝顾名思义，为百虫活动之所，瘙痒取用正相宜。瘙痒总的病机不外乎"不通则痒""不荣则痒"，放血发挥其祛风散邪、行气活血、清热解毒、行气助阳等功效，不仅能助阳以补虚，还能开门祛邪以泄实，且作为外治法，因势利导，散邪安内，能有效避免内服苦寒清热之品损伤脾胃中阳之害，在止痒方面疗效确切。

本病属慢性迁延性疾病，极易复发。生活起居饮食的调护非常重要，临床

十、调和营卫疗汗证

陈某，男，75岁。2010年12月初诊。

自汗、盗汗3年，近半年来发展至动则出汗，夜间仍汗出不止，症状日渐加重，冬季尤为明显，"三九"天一觉醒来，通体湿透，以颈项、前胸后背为甚，每日需更换3～4次衬衣。伴双下肢乏力，行走困难，由家人搀扶步入诊室。患者来我处就诊前曾奔波于本市数家中西医院，服用各类中西药物不计其数，病情没有起色，反日渐加重，抱一线希望求治于针灸。观患者面色潮红，神清，语音低微。自述汗出后心动悸，双手发抖，偶耳鸣，胸闷气短，口干欲饮，饮后症不减，纳呆，夜间入睡较难，多梦，大便干，小便色黄量少，舌质暗，边有齿痕，苔稍黄，脉弦细。诊为汗证，证属营卫失和。针灸治疗取穴：合谷、复溜、内关、足三里、关元、气海。其中合谷、复溜两穴为主穴，手法为补复溜、泻合谷。内关、足三里用平补平泻法，上两穴均为双侧。而关元、气海用艾灸治疗，在穴位上放置艾灸盒，每穴灸治2壮，隔天行针灸治疗1次。上法治疗3次后，患者自觉心悸动有所减轻，汗出量有所下降，第4次针灸治疗选择肺俞、脾俞、肾俞（双侧），于肺、脾俞穴行平补平泻法，加肾俞穴施以艾盒灸，2周后改为每周2次针灸，仰、俯位交替。同时配用桂枝龙骨牡蛎汤：桂枝、芍药、生姜各15g，甘草10g，大枣12枚，龙骨、牡蛎各15g。龙骨、牡蛎先煎30分钟后入余药，大枣掰后煎，开锅后文火煎煮20分钟，煎熬2次，共出汁约400mL，早晚各服200mL。14剂，每日1剂，2周后痊愈。

【说理】

出汗是人体常见生理、病理现象。《素问·评热病论》说："汗者，精气也。"汗来源于饮食水谷，具有营养皮毛的作用。无汗、少汗、多汗均属异常。长时间汗出过多会导致人体的免疫功能下降及电解质紊乱。中医认为，阴阳失衡、营卫不和是导致汗证的根本原因。汗为心之液，营卫调和腠理方能正常开

症状消失后的持续针刺调理亦必不可少，尤其对于过敏性体质和不宜服药的患者，针灸治疗应为首选。

症状消失后的持续针刺调理亦必不可少，尤其对于过敏性体质和不宜服药的患者，针灸治疗应为首选。

阖，若卫气不固于外，营气失守于内，则汗即外泄。治宜调和营卫，恢复阴阳平衡。在此基础上，根据气血阴阳之虚损配穴治疗，使得"营行脉中，卫行脉外，营卫和则愈"。本案止汗主穴选用合谷、复溜，一般教科书中都说此两穴可止汗、发汗，但孰补孰泻则分辨不清，导致临床难以操作。临床应用应明了两穴的穴性，复溜为肾经经穴，主治多汗、无汗之津液输布失调病证。"止汗补复溜者，以复溜属肾，能温肾中之阳，升膀胱之气，使达于周身而卫外自实也。泻合谷，即所以清气分之热，热解则汗自止矣。"（《实用针灸学》）此二穴配合调和营卫，固外清里，可治疗阴虚盗汗和阳虚自汗。

此患者年事已高，汗出心动，双下肢乏力，胸闷气短，为心阳不足之证。《证治准绳》云："盖心为主阳之脏，阳乃火也、气也，故五脏六腑表里之阳，皆心脏主之，以行其变化，是故津者，随其阳气所在之处而生，亦随其火扰。所在之处泻出为汗，其汗尽由心出也。"汗为心之液，心藏神，故而汗液的生成与排泄受心神的主宰与调节，火热内盛，上扰心神，热迫阴津外泄，故汗出多伴有心悸少寐。内关安神、镇静、降心率。秦承祖云："足三里诸病皆治。"此为足阳明胃经之合穴，胃为阳明多血多气之经，取之意在调理人体阴阳气血失衡。"血不利则为水"，血汗、血水同源，气行则血行，老年人正气虚损，血瘀血虚而至汗液迫出，单纯止汗反使血瘀加重，津液妄行。气海固元气，凡一切气疾皆宜取此。关元为元气升发之所，关元、气海施以艾灸可温暖下焦，补益元阳。气行则血行，血液的运行离不开气的推动作用，而津液输布于体表及各脏腑组织，也有赖气的升降出入运动。若脏腑气机不畅，则会引起津液输布障碍，出现痰饮水湿、津液外漏等各类证候。

五脏俞即为五脏气血直接输注于体表的通道，对五脏气血可起到调节作用。人体水液代谢离不开肺、脾、肾，故于肺俞、脾俞针刺行平补平泻之法。对于年老体衰及久病正气耗伤的患者，肾俞尤为重要，因肾气为生命之本，为真阴真阳所藏之处。《灵枢·本神》曰："肾气虚则厥，实则胀，五脏不安。"强调了肾的重要性，故于肾俞穴温灸，温补元阴元阳以调五脏。

汗证不仅病于皮表，亦不仅病于一脏。汗虽为心液，但出汗与各脏腑活动均有密切关系。汗来源于津液，津液的输布代谢离不开脾的运化、肺的宣降、肝的疏泄、肾的气化和三焦的通利，且依赖五脏阳气的推动、调控，五脏阴液充足才能使人体进行正常的水液代谢。本案不能单纯以"自汗属阳虚，盗汗属阴虚"来论治。《景岳全书》谓："自汗盗汗亦各有阴阳之证，不得谓自汗必属阳虚，盗汗必属阴虚也。"本证主要从阴阳失调、营卫不和论治，治宜补益巩固卫表，调和营卫，尤其老年人，过度补阳、滋阴均有失偏颇。该患者虽之前亦求治于中医，但医者忽略了老年人的特征，单纯以非阴即阳的观点遣方用药，难免因实实虚虚而枉效。汗证导致津液大量丢失，而津液是人体生存的基本物质，单纯针刺治疗恐难以巩固疗效，故以中药辅助治疗。方用《金匮要略》桂枝龙骨牡蛎汤，意在调和营卫，滋补肝肾，收敛止汗。本证之所以获效还在于针、灸、药联合应用，发挥了各自特长，诚如孙思邈所言"只针不药，非良医也"。

十一、解结治疗腰扭伤

沃尔奥，男，55岁，德国籍工人。1999年5月初诊。

1999年我在德国沃夫冈先生开办的瓦萨堡诊所工作，沃夫冈也是该诊所的医生，他曾于1997年来中国随田从豁老师学习了半个月，其间由我协助田老师指导其临床操作，因此他应当也是我的学生。沃尔奥先生是沃夫冈的朋友，3天前二人外出打高尔夫球，沃尔奥在猛烈挥杆时突感腰部剧痛，当即动弹不得，沃夫冈赶忙将他接到自己的诊所亲自治疗。3天来每日做针灸、拔罐、按摩、红外线理疗等，症状不轻反重，到最后竟至不能起身下床了，不得已，沃夫冈只好请我为他的朋友治疗。我让沃夫冈先安排他趴在床上用红外线灯照射腰部，待我处理完其他预约的患者再来看他。

1小时后来看患者，只见他双腿弯曲倚在床旁，上身趴在床上，痛苦呻吟。观患者中等偏胖身材，较健硕。询问病史，健康状况良好，之前从无腰痛等症，检查时发现其右侧腰肌僵硬，在腰四分之三椎间隙右侧旁开约3寸处压痛明显，右侧委中穴周肌腱僵硬，触之痛甚。考虑患者在挥杆时肌肉牵拉扭曲，肌纤维像绳索一样交错缠绕成结，造成经脉气血瘀阻，不通则痛。此时不正确的按揉很可能适得其反，使病灶局部炎症水肿渗出，压力增大，经脉不通更为严重，疼痛更加严重，这就是沃夫冈治疗失败的原因。

于是我以左手大指轻轻点按痛点，缓缓增加力度，待穴慢慢打开之际右手持 2 寸毫针迅速刺入该处，针身与皮肤呈 45°角，与其挥杆的角度相反（患者右利手，挥杆自右向左身体呈逆时针旋转），顺时针向外旋转针柄，轻、揉、快捻转针柄的同时伴轻度提插，速度约为每分钟 160 次，持续行针约 1 分钟，之后每隔 5 分钟捻针 1 次，留针 40 分钟，意在解结。再在此针两旁呈 45°角各刺入一针，即一穴三针，针尖连线呈弧形扇面状，使受累的腰肌得到针感而放松。再于患者左侧腰部与右侧针刺部位相对应处直刺一针，捻转得气后留针。向与其挥杆方向相反的方向缓慢捻针，以松解紧张的肌肉。再于委中穴行拨针刺治疗，令针感向下传导至足。40 分钟后出针，患者腰背部肌肉明显松弛，疼痛缓解，活动度大幅增加。令其将腿抬至床上，在主穴及四旁各拔一个火罐，承山穴以火针刺络放血拔罐，10 分钟后取下罐子，于腰伤处放置艾盒灸疗 30 分钟，同时于攒竹、昆仑穴（均双侧）以 1 寸毫针直刺，行平补平泻手法，留针 30 分钟后出针。治疗结束后，我让患者试着活动及穿戴整理服装，患者感觉腰腿活动一如常人，脸上不由露出惊喜之色，感激之情溢于言表。沃夫冈看到老朋友恢复如初，惊喜之余感到不解。患者走后，他急切问我施以何法令其朋友迅速康复，当得知我的"招数"后，他说这些他也都用了，但不知为何却越治越重？他哪里知道，要想取得良好的疗效，针刺手法是关键。

【说理】

急性腰扭伤病因并不复杂，治疗的关键在于如何解结。"解结"一词，原义为解开绳索上的结扣，引申为疏通郁结，条达经气。作为针灸术语首见于《灵枢·官能》，"用针之理……知解结，知补虚泻实"。人体经络内属于脏腑，外络于肢节，分布于人体表里内外，构成了气血循环通路。若邪犯经脉，或脏腑不和，均可阻塞气血运行而形成"结"。既是"结"，就要解，针灸能"通其经脉，调其血气"而解结。了解打结的原因、方向很重要，如果不知，盲目处理就会结上加结。本案治疗方法即先找到症结点，针刺后行解结手法，再以齐刺法，《灵枢·官针》曰："齐刺者，直入一，旁入二，以治寒气小深者。"此证为新证、急证，症结不深，经脉瘀阻不坚，可以毫针松动之。病灶在膀胱经循行路线上，该经腧穴委中处于腘窝处，此穴为膀胱经之下合穴，瘀阻的邪气易在此处凝聚，故以拨筋法松动经脉，以助瘀邪下行（古人早有"腰背委中求"之说）。留针 40 分钟，意在令经脉气血充分运行。出针后，患者可俯卧于床上，背部伸展，可施以罐法。"中一旁四"五罐意在令瘀邪向病灶上下左右四方分消，中间一罐则直击病所，助邪外泄。于承山穴以火针刺络放血拔罐，此为刺络脉解结，以缓腰背拘急，同时给邪以出路，引瘀邪外出。后针刺攒竹、昆仑四穴，为膀胱经上下两端，与之前局部结点处针刺，实为担截法，"合担用法担，合截用法截"（《针灸大全》），病变处解结祛邪，为截法，两头取穴为担法，通调膀胱经，达到"通则不痛"的目的。在患处加以艾灸，助针罐之力，进一步温经散结，通络巩固疗效。此为"温运解结"，相当于将瘀阻在道路上的巨石、残渣清除后，再用清障机清除一遍道路。针刺治疗的顺序尤为重要，关键是要搞懂为何这样做及如何做，才能取得疗效。沃夫冈仅知道有这些治疗方法，但知其然不知其所以然，故难以掌握针灸的精髓，自然疗效甚微。

十二、毛半联袂解痹痛

张某，男，60岁，退休。2019年10月初诊。

腰背酸痛3年余，反复发作。严重时影响饮食、睡眠，不能正常生活起居。曾求诊于多家中西医医院，服用多种药物，以致出现胃痛，不能继续服药。也曾接受体针、芒针、火针、拔罐及外敷膏药等治疗，但疼痛未轻反重，甚至不能平卧于床。观患者中等偏瘦体型，精神萎靡，不能久坐及久立，弯腰活动大致正常。脊椎按压无明显压痛点，骶髂关节周围按压有酸痛感，腰骶部明显。直腿抬高试验及"4"字试验均未见异常。曾多次行X线、CT扫描、磁共振（MRI）等检查，均未见明显的骨关节病变。患者退休前为货车司机，经常长时间驾车运货，有腰部过劳史。沿足太阳膀胱经、足少阳胆经检查没有明显固定的压痛点，下肢肌肉无明显紧张、僵硬。舌体红瘦，脉细迟弱。诊为慢性疲劳，腰骶肌劳损。

患者既往接受过针灸治疗，但效果不好，考虑可能过深过重的刺激令患者对痛感更加敏感，遂选用1.5寸（0.3mm×40mm）毫针，于患者腰骶部脊柱两侧行排针刺法，每针间距1寸左右，毫针刺入皮肤1～2分，以挂针不掉落为度。以拇指向前、食指向后单向捻针得气，针下有沉紧感，提捏针柄向外做小幅度的提拉，使皮肤随针尖提起，如拔毛状，反复3～5次后，快速进针0.5～1寸，施以轻柔快速的提插捻转，令患者感到局部酸胀为宜。如此以点带面，多针浅刺，直至局部皮肤潮红。留针约20分钟，其间局部照射"神灯"。治疗结束后，患者反映病灶局部松缓、舒适。依此法继续针刺治疗2次，患者诉症状有所反复。考虑其病位不深，病变范围相对较大，改为浅刺透针法。选用1寸毫针，令针身与皮肤呈45°角斜刺，进针0.5寸，于腰部夹脊穴对称针刺5组穴，针旁拔2号小罐，对称3组6个罐，留罐10分钟。同时针刺承山、委中、昆仑等穴，留针20分钟后出针。针后患者自觉症状明显缓解，坐立行走已无大碍，3个月后患者来访，告知腰背酸痛症状基本消失。

【说理】

本案特点为腰背部酸痛日久，虽经针药治疗，但症状反有加重趋势。患者诉，此前曾连续10多天每日行火针治疗，并以毫针强刺激，以致腰背部满布火针印痕，腰背肌紧缩僵硬。根据患者主诉及症状、体征，考虑为过度治疗所致。本患病位尚浅，本无须采用较深较重的治疗方法。先贤早就指出应根据不同病位的深浅采用不同的针刺手法，《素问·刺要论》曰："病有浮沉，刺有浅深，各至其理，无过其道，过之则内伤，不及则生外壅，壅则邪从之，浅深不得，反为大贼，内动五脏，后生大病。"《灵枢·卫气失常》曰："夫病变化，浮沉深浅，不可胜究，各在其处。病间者浅之，甚者深之，间者小之，甚者众之，随变而调气，故曰上工。"针刺的深浅在治疗中很有讲究，病位浅而针刺太深，病位深而针刺深度不及，不仅邪气难除，反有可能为害。

关于浅刺方法，先贤也有论述。《灵枢·官针》说："毛刺者，刺浮痹皮肤也……半刺者，浅内而疾发针，无针伤肉，如拔毛状，取皮气。"颜师古注："半读曰判，判，大片也。""浅内""无针伤肉""如拔毛状""取皮气"均指半刺操作部位在皮肤。《难经》曰："针阳者，卧针而刺之……刺卫无伤荣也。"此"卧刺"应为卧倒针身沿皮刺于人体的卫阳部。浅刺可刺激人体的十二皮部与络脉，激发经气，驱散客表之邪，同时透过"皮部—络脉—经脉—腑—脏"这一通道疏通膀胱经之气血，并将针刺效应传播至肾脏，标本兼治。通过针刺皮部而松解疏散腰部筋肉骨节的拘急和结聚，促进恢复腰腿部筋、肉、骨节的平衡状态，缓解疼痛，正所谓寓补于通，寓深于浅。在中医理论的指导下，在吸取前面治疗教训的基础上制定本案的治疗方案：毛半联袂，轻刺浅刺。

本案在浅刺的基础上采用多针法，这种多针浅刺法，重在激活腠理，拨动气血，调和营卫，疏通经络，驱邪外出，缓解肌肉僵硬不适感，达到通则不痛的目的。不同的针刺手法在临床上各有其独特的疗效，如何灵活运用，需充分考虑病性病位特点。唯有充分分析疾病病性、病因、病机，明辨证型，顺应四时，结合体质，掌握针刺手法具体操作和应用时机，从而选择合适的针刺法，才能在临床中发挥针刺的最大功效。

十三、去伪存真止腰痛

刘某，男，62岁，退休工人。2005年9月初诊。

腰痛半年，加重1周。近半年无明显诱因出现腰部痛麻不适，难以言表。1周来渐感症状向下肢放射，尤以左下肢明显。渐发展至坐立不安，原本可下棋1~2小时，现仅能半坐十几分钟，夜间辗转反侧，难以安睡。观患者形体消瘦，慢性病容，行走艰难，活动受限，上下诊床均需家人帮助。自诉背部胸椎、腰椎旁不适为甚。查胸椎、腰椎及两旁压痛不甚明显，双下肢没有明确的压痛反应点。双侧下肢直腿抬高试验在70°~80°之间，内外"4"字征无明显异常。舌质红，苔黄而干。临床体征与症状明显不符，诊断尚不明确，为求进一步诊治，收患者入院治疗。

入院后为明确诊断，需做各项化验及影像等检查，此期间患者未做针刺治疗，仅对症给予止痛药物，患者因活动受限，一直卧床。一周后我查房时，发现患者明显消瘦、憔悴苍老，见到我后，竟然放声大哭，自诉疼痛难忍。医护人员反映其经常喊叫，同屋患者不得安宁。我意识到，如果没有什么异常情况，患者不应有如此强烈的反应。在同事的帮助下，我将其翻过身来俯卧于床，当退下其内裤时，眼前的情景把所有人惊呆了。只见患者骶骨左侧有一约10cm×10cm的疖肿，上面有三四个黄色脓头，疖肿体部柔软、色红、按之压痛明显。这无疑是造成患者腰背部疼痛的诱因之一。

面对这种情况，我赶忙将患者换成右侧卧位，使疖肿向外，处于病床边缘。将医用纱布和消毒弯盘置于疖肿下方，局部消毒后，取中号火针置于酒精灯上，待烧至针尖通红，针身前三分之一色泽变白（即所谓白热化）时，快速刺入疖肿，只见一股脓血喷出，味道腥臭。以火针连续刺入疖肿，脓血污物不断涌出，待其不能自行排出时，以止血钳夹持消毒棉球由上向下挤压，再用 5 号大罐拔在病灶上，助瘀毒脓血继续外排，5 分钟后起罐，再次拔罐于原位，连续起罐、拔罐 3 次。总共排出脓血污物约 100mL。清洁创面后，以 1.5 寸毫针围刺，同时针刺双侧腰夹脊、环跳、委中穴，留针 20 分钟后出针，以消毒纱布覆盖创面。当夜患者安静入眠，次日便可下床站立，并轻微活动腰部。后接 MRI 报告：第十二胸椎 / 第一腰椎（T12/L1）部分有骨蚀阴影，高度怀疑 T12 ～ L1 椎间骨结核，遂建议其转至专科医院治疗。半年后再见患者，抱拳相谢，因诊疗及时，骨结核已痊愈，并未留下后遗症。

【说理】

本案其实并不复杂，之所以差点酿成大祸，是因为没有及时发现病灶，一是医者被腰痛的假象所迷惑，没有仔细做检查，做到去伪存真，但更主要的是医者责任心的缺失。患者早期出现腰背痛，但因临床症状不典型，故虽辗转多家医院，但多按一般的腰肌劳损、慢性腰痛对症处理，没有接受系统检查及治疗。现因症状加重收入病房，整整一周时间，竟没有一位医生为患者做认真细致的检查，以致患者尾骶部的疖肿溃烂化脓，险些形成脓毒血症。让患者承受了这么大的痛苦，这与"庸医杀人不用刀"无异，教训惨痛。本病案已成为我临床带教、授课的典型案例，十几年来教育了一批又一批的学员。

局部气血瘀滞不行易化热成毒，腐蚀肌肉，形成疖肿。疖肿感染严重者可导致脓毒血症、败血症，甚至危及生命。对于疖肿已经长成者，一定要迅速处理，将毒邪、化腐生脓的污秽产物排出体外，以免延误病情。快捷有效的方法之一是火针，应为首选。

火针具有温热和刺激两方面作用，施于病灶，热力能够深透肌层，激发经气，运行气血，使郁伏之热流通而散之，"行气，唯借其火力"。火为热之极，热为火之用，火性炽烈，具焚烧之性，具有一定破坏性，可破坚消积，辟秽除邪，破而后立。而气血得热则行，肿结得火而消，故瘀滞可通，瘀毒可散，用以治疗有形邪热瘀毒。《景岳全书》云："凡大结大滞者，最不易散，必欲散之，非借火力不能速也。"《针灸聚英》指出："凡瘀块结积之病，其宜火针……于结块之上，须停针慢出，仍转动其针，以发出污滞……破痈坚积结瘤等，皆以火针猛热可用。"另外，火针还有引流的作用，通过针孔排出污血及脓液，祛瘀生新。治愈率高、疗程短、见效快、不易复发。使用火针时，需将针尖、针身前二分之一至三分之一烧至发白，此时热度最高，刺之手感滑润，进针深度依病灶深浅而定。经火针烧灼后，皮肤肌肉的组织结构变性、结痂，堵住了细菌感染的通道，有效防止毒邪的卷土重来。

放血法在《黄帝内经》中也被称为"解结法"。金代医家张子和刺营放血技压群芳，胆识过人，其特点为"四多"，即排针多、刺血部位多、放血量多、砭刺次数多。他针刺出血量动辄以杯、盏、斗、升计，特别是在鼻腔内与头顶部五穴，出血量一般都比较大。如"鼻内出血如泉者约二升许"，治目赤肿痛；"出血约一二盏"，治舌肿等。《素问·八正神明论》说："刺必中其营。"说明刺络放血应选择络脉，刺入的针尖一定要"中营"，太深太浅均非所宜。张子和说："其最不误人者，无如针巧出血，血出则痛已。""火郁发之""血实者宜决之"。他临床上使用刺营放血时必详察患者气血，并强调要熟悉经络，治疗中刺激量异常大，开创了"刺营放血疗法"之先河，同时放血在阳经、阳面、低位。血水是从高向低流动的，故放血时注意从上向下按顺序进行。这是一个重要的原则，张子和非常重视此环节。

十四、蒜泥贴灸疗瘫痪

李某，男，45岁，山东某玻璃厂厂长。1996年10月初诊。

因双下肢麻木无力来就诊。自诉来京出差，上火车时即感双下肢麻木，自认为活动后可缓解。但近20小时车程后，竟然下车困难，需同事搀扶方能行走。追问病史，患者在发病前1周曾患感冒，咳嗽、咽痛、低热伴腹泻两日，因工作繁忙，没有就医，后症状有所缓解，但感周身乏力。1天前开始出现双足麻木，麻木感觉渐向小腿传导，未予重视，上火车后，症状明显加重，故一下火车即赶来医院。查体：患者腰部以上各项检查均正常，自第二腰椎以下痛温觉减弱，双下肢肌力下降，肌张力减弱，腱反射降低，不能独自站立，需他人搀扶方能行走，但迈步不稳。根据患者发病情况和目前症状，高度怀疑是急性格林－巴利综合征，遂以"下肢麻木无力原因待查"收入病房。

当晚患者足麻伴针刺样痛，小便不畅，值班大夫予独头紫皮大蒜捣糊后敷于双侧涌泉穴处。次日清晨我到病房查看患者，打开足底纱布时发现患者双足掌心各有一处 5cm×5cm 的皮肤溃疡，伴有腐肉，这种情况对于正常人来说应该是相当痛苦的，但患者此时双下肢瘫痪，完全不能自主活动，感觉丧失，不能下地行走，没有皮肉损害的痛苦。经生化、脑脊髓液等检查，患者最终被诊断为急性格林－巴利综合征。在大家的共同努力下，经过针灸、中西药物的治疗，同时对灸疮细心照顾，患者病情得以迅速控制，2 周后病情明显缓解，可扶杖缓行。与此同时进行康复训练，住院近 20 天后，患者康复出院，比以往患同样疾病患者的治愈期缩短近一半。为表谢意，出院时他特意送给针灸科一面大镜子，上书"救死扶伤，华佗再世"。

【说理】

格林－巴利综合征为临床难治病之一，西医治疗本病无非使用激素、维生素，有感染者再加用抗生素。病情稳定后此"三素"不仅失去优势，且有较大的毒副作用。我们仅为该患者使用了 3 天激素，病情稳定后，就完全采用中医疗法，使患者得以迅速康复。这一成功案例实属意料之外，分析患者快速康复的原因，恐与蒜泥敷灸涌泉穴有关。因为患者住院当晚，我们就采用了这种方法。

陈藏器云："大蒜，去水，恶撞气，除风湿，破冷气，烂痃癖，伏邪恶，宣温。"蒜泥敷灸属于天灸、冷灸、直接灸、瘢痕灸范畴，该法无烟、无味，操作简便，患者容易接受。直接灸、瘢痕灸有其独特的疗效，操作得当，不会给患者带来太大的痛苦。李志明老师在世时曾指导我为患者用直接灸、瘢痕灸治疗结核、坏疽等，都取得了良好疗效。肾为先天之本，涌泉穴是肾经井穴，是肾精始发之地，肾精滋养一身阴阳，因而涌泉穴对全身上下多种病证均具有治疗作用。本案患者工作压力较大，经常处于过度疲劳状态，免疫力下降，已有呼吸道、消化道不适症状，毒邪乘虚而入，发为本病。人体足心处皮肤较为柔软，皮下微血管丰富，药物易于扩散，敷灸通过药物对穴位皮表的刺激，可持续加强并延长治疗的有效时间，使得涌泉穴成为贴敷要穴。

本案的治疗也改变了我之前的观点，过去认为药物贴敷安全可靠，不会出大问题。但本案告诉我，贴敷不当也会出大问题。如果不是患者因急性格林–巴利综合征导致双足感觉迟钝，对于疼痛不敏感，足掌的破溃灸疮肯定会给患者带来极大的痛苦。所以采用这种方法一定要辨证论治，因人制宜、因病制宜，以免给患者造成不必要的伤害。在具体操作过程中，应慎之又慎。在施灸时要掌握好时间，大蒜汁对于皮肤黏膜有较强的腐蚀作用，要注意控制贴敷时间。

灸疮后的护理非常重要，《针灸资生经》曰："若要脓出多而疾除，不贴膏药尤佳。"对于灸疮的处理，以保持灸疮部位洁净，防止感染为要，而较少使用促使灸疮愈合的措施。我们每日仅以生理盐水、双氧水予以清创，并以艾条温和灸在创面施灸约 20 分钟，艾条距皮损处 3 ~ 4cm，事后以消毒干敷料覆盖。本法源于《外台秘要》，"候灸疮瘥后，瘢色赤白，平复如本，则风毒尽矣。若颜色青黑者，风毒未尽，仍灸勿止"。此患者于蒜泥贴灸 1 周后，创面结痂，痂下有脓液渗出，用手术剪将结痂剪除，清创后继以温和灸法处理，创面平复如初。此外对于患者的饮食调摄亦需格外注意。《普济方》中关于灸后调摄的内容很全面，如灸后饮食起居，"既灸，忌猪鱼热面，生动风冷物，鸡肉最毒，房劳尤当忌也……里下人灸后，亦忌饮水浆濯手足……其补养之道，宜食温软羹饭。勿令太饱，及饮啖生冷油腻黏滑、鸡猪鱼虾、笋蕨，其他动气发风之物，并触冒风寒暑湿，勿以阳气乍盛辄犯房事"。

附：灸疗案例三则

案1　骑竹马灸四花穴治疗肺结核、淋巴结核案

我院地处北京南城，新中国成立前这一带居民多为底层劳动人民，经济条件差。新中国成立初期，不少人患有结核病。李志明老师勤求古训，博采众方，刻苦钻研，按古书记载，以粗大楠竹破开置于两只高凳上固定。患者骑在上面，悬空而坐，医者以手拍打患者的四花穴（双侧肝俞、膈俞），令皮肤潮红，以大蒜泥涂抹在此四穴上，以自制大号艾炷粘于穴位上，点燃，灸至近皮肤有烧灼感时，医者拍打患者灸疗周边的皮肤以缓解疼痛，灸量为 5 ~ 7 壮。1 周治疗 2 次，3 次为一疗程。灸后患者常产生灸疮，用自制章丹膏敷于灸疮上，1 周即可结痂。如有脓性分泌物，以生理盐水清洗，去痂后以章丹膏贴敷而愈。

案 2　重灸治疗坏疽案

糖尿病并发下肢动脉血管闭塞而出现糖尿病坏疽，是临床常见的糖尿病并发症，不仅给患者造成极大的痛苦，甚至有截肢的风险。糖尿病坏疽属于中医学"脱疽"的范畴，早在《灵枢·痈疽》即有"发于足趾，名脱疽，其状赤黑、死，不治；不赤黑，不死，治之"的记载。1984 年冬季，我科原主任蒋幼光之父时年 80 岁，因患糖尿病多年，导致糖尿病足。双下肢肌肉逐渐萎缩，皮肤暗红，枯槁无光泽，并有粟粒样黄色瘀点，肢体麻木，足趾功能障碍，趾甲变厚，双大趾颜色变黑，十趾疼痛如刺，夜间尤甚，不能入睡，抱膝而坐，步履不便，足背动脉搏动减弱。实验室检查：尿糖（+++），蛋白（++），血糖 20mmol/L，诊断为干性坏疽。患者之前曾辗转外地各大医院求治，服用各类中西药物枉效，遂来京住我科病房治疗。在李老师指导下，我为患者行艾条温和重灸（比常规灸疗时间延长一倍）。选双侧足三里、涌泉穴，以双手各执艾条 1 支，先灸足三里，次灸涌泉穴，每穴各灸治半个小时，辅以活血化瘀中药内服外洗，并按摩躯干、四肢，配合吸氧等。连续灸治 1 周后，患者的下肢症状开始减轻，夜间渐能安睡，痛麻感显著缓解，足趾颜色渐渐恢复正常，月余患者竟康复出院。

案 3　艾灸量及艾灸时间直接影响疗效案

1997 年夏季，一位 27 岁孟姓男子来诊，观其蓬头垢面，精神萎靡，双目无神，形体消瘦，体无膏泽，肤色暗黄。自诉 2 年前因车祸伤及泌尿系统、生殖系统，先后接受 7 次修复手术，导致阳痿，无法结婚生子，被乡邻嘲笑。曾服用过大量中西药物枉效，痛不欲生。来针灸实属碰运气，一是无颜回乡，二是钱财耗尽。接诊后细查，患者情绪消沉，纳呆，思虑过度，寝食难安，周身乏力，疏远群体，对外界事物没有兴趣，手足易感寒凉，舌淡苔薄白，脉沉细。遂心理疏导加针灸治疗，令其建立信心。因是外伤所致，患者气血均有亏损，加之性功能障碍，心理压力较大。按三才配穴法，天人地同时选穴针刺，得气后采用补法。考虑到其生殖功能受损，肾气亏虚，针后即以艾盒灸补益元阴元阳。将艾盒置于其少腹部，覆盖关元、气海、中极等穴，开始灸半小时，患者诉少腹寒凉，灸后仅感微热，请求加长艾灸时间。根据患者反应，将艾灸时间延长至 1 个小时，患者诉少腹开始有温暖感，睡眠改善。以后每日用灸盒交替灸少腹部、腰肾俞部 1 小时，针刺治疗

1 次，留针 1 小时。患者又借用艾盒每日睡前自行加灸 1 小时，每日累计灸治 2 小时，嘱其注意饮水滋阴。前后治疗近 1 个月，患者食欲增进，精神明显好转，体重有所增加，症状显著改善。因家中有事返乡，嘱其继续灸疗，并将灸盒赠予他。一年半后的一天，我正在门诊出诊，一对青年男女怀抱一个 3 个月大的胖娃娃来到诊室前，一进门就给我鞠躬行礼，细看原来是患者携妻儿专程前来致谢。此乃重灸治顽疾之功，亦是医患共同努力的结果。

十五、腹胀如鼓需行气

张某，女，40 岁，农民。

每月腹胀如鼓半个月，伴发热 3 年。1985 年 10 月到天津市宝坻县人民医院内科求治，当时我正因为收集研究生课题的临床病例常驻该院，内科主任领我至患者床前视诊。患者自诉发病前身体健康，3 年前意外怀孕，因政策不允许，虽已孕 7 月，仍被强制接受人工引产术，同时行输卵管结扎绝育手术，心情倍感压抑、焦虑。术后曾有腹腔感染，虽药物治疗，但拖延半年方治愈。此后每月竟有半个月腹部胀满，每于经前即开始不适，经来之际则腹部胀满如覆盆，胸闷气短，体温升高，甚至可达 40℃，经血稀少，周身酸痛，白细胞数量升高，抗生素敏感试验均显示抗药，胸部 X 线、尿液反复检测未见明显异常。3 年来患者到处求医，服药无算，症状反趋于加重。近 1 年来，每月发病时即住该院 1 周左右。

观患者中等体态，面色红润，胸闷气短喘憋，体温 39℃。腹部膨隆，似锅扣盖于上，触之抵抗感强烈，无明显压痛及反跳痛，叩诊鼓音，听诊肠鸣音低。胸脘痞闷，食少纳呆，双下肢轻微浮肿，小便量少色黄，大便 3 日未行。舌胖边有齿痕，舌色红，苔薄白，脉数有力。诊为产后腹胀，系气血瘀滞所致，治宜行气散瘀。用火针赞刺脐旁十数针，以 5 号大罐拔于脐上，令微出血，5 分钟后起罐。选外关（双）、天枢（双）、气海、关元、足三里（双）。内关、足三里常规针刺，令得气。天枢以 5 寸长针从天枢向耻骨联合透刺，令其少腹有坠胀感，气海、关元以 5 寸毫针从上向下透刺，坠感向会阴方向传递，留针 1 小时。次日依上法再行针 1 次，以中药生化汤化裁。药用当归 15g，川芎 25g，桃仁 15g，益母草 25g，酒大黄 10g，香附 15g，炙甘草 6g，服药 2 剂。针药并用两天后，患者体温开始下降，排便一次，量中等。第 3 次采用灸盒艾灸神阙穴 1 小时，针穴取天枢，加期门（双）、章门（双），针法同前。中药以生化汤为主，加黄芪 30g。隔日针治一次，继服中药一周，患者体温完全恢复正常，腹部膨隆渐缓解，食欲渐恢复，遂出院。嘱其坚持理气、行气锻炼，避免进食生冷，尤以经期前后需多加注意。在下次月经前一周即开始服药，接受针刺、艾灸调理治疗，第 2 次行经时，腹胀明显缓解，体温始终在 38℃左右。待到第 3 次行经前 1 周，又开始服药合并针灸治疗，此次行经腹胀症状基本消失，体温正常，病告愈。

【说理】

本患者怀孕 7 月有余被人工引产，应属小产，产妇在产后常出现气血亏虚，外邪易侵入，成为"多虚多瘀"之体。分析其导致腹胀的原因：①引产、绝育手术导致胃肠道的负担加重，加之术后因反复感染，患者曾被迫长期卧床，致使气结于腹。②肝气郁阻，情绪波动，气血郁结，定时而发。多种因素干扰，导致其产后腹胀经久不愈。

历代医家均以胸腹部作为主要治疗部位，宋代窦材的《扁鹊心书》、明代李梴的《医学入门》、杨继洲的《针灸大成》、吴谦的《刺灸心法要诀》均选取任脉的神阙穴。神阙穴为任脉要穴，总领一身之阴经，艾灸神阙穴可调畅任脉经气，使阴阳达到平衡，脏腑调和，有温通元阳、健脾和胃、调理冲任等功效。琼瑶真人的《针灸神书》选取外关穴作为治疗产后腹胀的腧穴，外关穴为手少阳三焦经穴，为八脉交会穴之一，通阳维脉，具有联系三阳经经脉气血的作用。天枢穴位于腹部，是大肠的募穴，针刺该穴可以有效促进肠蠕动，起到枢纽的作用，舒畅胃肠道气机。其近治作用，即"腧穴所在，主治所及"，所以又可以有效缓解胃肠蠕动减慢后腹部胀满所致的身痛、乏力、气短，天枢穴还具有活血化瘀的作用，被广泛用于妇科病的治疗。两穴合用能鼓舞中气，培生化之源，使中焦健旺，自能生化气血。足三里属胃经腧穴，而且是胃经的下合穴，针刺之可促进胃肠蠕动，能调节气机，增加胃张力，从而使胃排空时间缩短，促进胃内容物的排空。任脉的气海和关元位于腹部，有温补脾肾、温通经脉的作用，脐下肾间动气发源于此，取之壮阳补气以固本。

生化汤出自《傅青主女科》，方由当归、川芎、桃仁、炮姜、炙甘草五味药物组成，功能活血化瘀，温经止痛。其组方严谨，药性轻灵温和。民间有"不论寒热，产后必服生化汤"之说。之所以如此，盖妇女产后虚、寒、瘀者多，实证、热证者少。该方专治因产后血虚阴亏、血瘀留滞等导致的疾病。瘀血去则新血生，若单破瘀则血愈伤，单补益则血反滞。故方中用川芎、当归、桃仁三味攻旧血、生新血，佐以炮姜入血分协助化瘀生新，配炙甘草调和诸药，使急中有缓，行中有补，补中有化，去旧生新，故名生化汤。产后鲜用大黄，但此案宗仲景承气汤之旨，取生化汤活血祛瘀，加入酒大黄，软坚攻下，通腑泄热，直达病灶。此证虽在产后，正气不足，但属瘀证、实热证。补益正气则助邪势而病重，不急去其邪，"壮火食气"则正气更伤，故投攻下之味，使邪去正复，此乃"祛邪即所以扶正也"。

当患者症状有所缓解后，加用肝、脾之募穴加强行气、解郁、宽胸的作用，方中加入黄芪补气升阳、益卫固表、利水退肿，与大黄合用，补泻升降兼施，患者气机通调，腹胀缓解，食欲增加，体温趋于平和，连续治疗3个月经周期，病告愈。在治疗期间，配合与患者积极交流，进行心理疏导，向其详细解释发病原因、机理及如何调治，帮助其建立战胜疾病的信心，医患互动在此类心身疾病的治疗过程中十分重要。

第四章

杏林感悟

一、情系广安门

自从踏上学医之路我就一直在思考一个问题：怎样才能成为一个好医生。按照"药王"孙思邈的标准，是要做到"精""诚"二字。"精"即医技精湛，要做到这一点，就必须"博极医源，精勤不倦"；"诚"即品德高尚，志向要"普救含灵之苦"，诊病要"纤毫勿失"，行为上不得"炫己毁人，经略财物"。我自1984年7月以研究生身份进入中国中医科学院广安门医院学习工作至今已近四十年，从最初的懵懵懂懂，经历了磕磕绊绊，到后来的逐渐成熟，如今的有所成就，是这所人杰地灵的医院给我以启发与帮助，使我对"精""诚"二字的理解逐渐深入，对此我颇有感悟。

1.广安地灵

我工作的广安门医院，位于北京城南广安门地区。广安门明代称广宁门，又名彰义门。清道光年间为避清宣宗旻宁之讳改为现名。广安门在地理位置上有其独特性，它是外城唯一在西边的城门，为南方各省进京的必经之路，属交通要道，也是展示京城形象的一扇"窗口"。1644年，李自成的农民起义大军正是通过广安门进入京城，结束了明朝近300年的统治。由于其特殊的地理位置，当时彰仪门内大街（即现在的广安门内大街）成为外城最繁华的地方。从广安门医院周边建有白云观、法源寺、牛街清真寺、宣武门天主教堂、珠市口基督教堂等就可以知道，这一带曾是东西方文化交流汇聚的地方。因在日常就诊患者中也有不少宗教界人士，在与他们的交流中，我接触并了解了儒、释、道文化，对天主教、基督教文化也有所认识，这对于学习理解中医理论有很大帮助。

（1）导赤散与楠竹枕尺——李道长的启发

道家对医学的贡献是巨大的，称中医为道医也不为过。王冰是一位伟大的道学家，其校注的《黄帝内经》至今是中医院校学生的必读教材。孙思邈也是德高望重的道家，《备急千金要方》《千金翼方》是他留给后人的重要医书，"大医精诚"成为中国版的"希波克拉底誓言"。道家对中药方剂的理解也有其独到之处，这从与白云观李道长的交流中得到了印证。中药方剂导赤散（生地黄、木通、生甘草梢、竹叶）的功能为清心利水养阴，主治心经火热证，症见心胸烦热，口渴面赤，口舌生疮、小便赤涩刺痛等。此为临床常用方剂，但属亡羊补牢之举。平素如能做到清心寡欲，将上升之心火引导至小肠，则不至于出现上症。如何能做到这一点？白云观李道长为我解了这一道谜。一次李道长来我处诊病，排队候诊时双手握在一条一尺余长、半尺宽刨开的楠竹上，闭目养神，候诊两个多小时，他不急不躁，心如止水。轮到为他诊病时，我即向其讨教手握楠竹的原委，答曰："此即导赤散的物化状态。人之手心与心相通，手掌部为手厥阴心包经所辖，心包代心行令，劳宫属心包络，性清善降，功能理劳逸气滞，开七情郁结，尤善清胸膈之热，引火下行。"手握竹枕尺，可以竹的清寒导心火下行，使之热移于小肠，从而起到清心泻火、除烦止汗的作用，故是道家修身养性必备之品。听君一席话，胜读十年书。李道长的一番讲解，使我顿开茅塞，同时更深刻地领悟了中医学是来自朴素的、自发的唯物辩证法，来自自然、来自民间、来自实践。中医学是最讲科学的，没有深厚的文、史、哲基础是很难学好中医的。

（2）平衡与中庸——儒家的理念

平衡，是世间万物存在运动的常态。阴阳平衡是健康的标志，是生命运动的理想状态。《素问·调经论》曰："阴阳均平……命曰平人。""阴在内，阳之守也，阳在外，阴之使也。"中医学认为，阴与阳不能不及，也不能太过，即应保持中庸的状态。而中庸的状态一旦被打破，阴阳失衡，疾病由作。人之所以患病，就是人体阴阳失衡所致。《素问·阴阳应象大论》曰："阴胜则阳病，阳胜则阴病。""阴虚生内热，阳虚生外寒。"中医治病就是调理人体的阴阳平衡，这是治病的原则和目的，即所谓"以平为期"。恢复阴阳平衡的方法有很多种，寒者热之，热者寒之，温者清之，清者温之，散者收之，抑者散之，这与《国语·郑语》所载"以它平它谓之和"在思想方法上完全一致。而采用这些方法也要适中、适度，不可不及，亦不可太过，要符合中庸之道。临床上无论是用药还是用针，无论是调气还是调血，都要本着这一原则，这即是儒家的思想。所谓"治病"，即是调理人体的阴阳平衡。所谓"由天下大乱，达到天下大治"。此处之治，即为整理、调节之意。

（3）交泰丸——话说医易同源

学习揣摩前人的思维方式——象思维，可以很好地理解藏象学说，从整体、关联的角度看待事物，即包容、全息、和谐、感应（大小宇宙）。中医基础理论即建立在阴阳五行理论的基础上，五行与五脏、五音、五味等相关。以中药的四气五味、升降沉浮引申出引经药、引经穴等理论。从意象（左肝右肺、气机升降）到实用（心为火，肾为水，生克制化）。在这一理论体系框架下，遣方用药、用穴，才能取得良好疗效。比如我们常用的交泰丸（黄连、肉桂），命名"交泰"来自《周易》之泰卦，乾为天，属阳，坤为地，属阴，天阳上升，地阴下降，天地相通，万物乃成。《周易》载："天地交而万物通也……天地不交而万物不通。"交泰丸治疗的原理源于《周易》的"天地交"，而中医亦有"阴阳相交""心肾相交"的描述，在我们选穴配伍中则有"泻南方补北方"的方法。

在我国漫长的历史中，出现过很多著名的僧医：①东晋于法开，擅长医术。曾运针使胎儿随羊膜娩出，中国医籍始有"羊膜"一词，沿用至今。②南北朝的僧深，著有《僧深药方》。③唐代鉴真和尚，东渡日本。④元代释继洪，著有《岭南卫生方》等。无数儒医、道医、僧医为中医学发展奠定了坚实的基础，儒、释、道三者是不能截然分开的，故有"儒冠僧服道人鞋"之说，要想做一个好中医，就要研究儒、释、道的精髓，才能读懂经典，用好针药。

2. 广安人杰

广安门医院有多位国医大师和名老中医，我有幸接触过其中几位，在跟随其查房、诊病过程中获益匪浅。

（1）国医大师路志正——1g 黄连细揣摩

路志正先生是我们广安门医院的"镇院之宝"，我们平日工作繁忙，又不在一个科室，难得见面，但对其学识及严谨的治学精神却早有耳闻。2006 年 11 月，一位国家领导人身患肠易激综合征月余，院方派路老前去诊治，路老为其开了方药，数日后要去复诊。路老请院方同意让我跟他一同前往，因为路老提倡"发挥中医综合疗法优势，内外合用，针药并施，食药配合，身心同治"。路老说自己年龄大了，眼睛花了，手也笨了，所以让我来帮忙。这真是千载难逢的学习机会，我由衷感谢路老的提携。

首长工作繁忙，压力较大，经常废寝忘食、夜以继日地工作。近一个月来反复腹泻，少腹酸痛不适。先由西医专家为其诊疗，做了认真全面的体检，未见任何异常。连续静脉注射抗生素、营养液20多天，黄连素用到每日15片之多，病情没有丝毫缓解，反而日渐加重，手足肿胀，全身乏力，食欲不振，十几分钟即需排便一次，寝食难安，无法工作，更不能出席会议、参加外事活动等。苦不堪言的首长因此拒绝继续输液及服用西药，希望采取中医疗法。路老这是真正的临危受命，我深刻体会到作为国医大师背负责任的分量！

会诊时，首长自诉服用路老前方后日间腹泻次数明显减少。但每于清晨寅时即腹中肠鸣，须立即如厕。观其面容疲惫，面色㿠白，精神较差。舌尖红，舌体胖大，边有齿痕，舌苔白腻少津，双脉沉细略滑，尺脉沉，四肢欠温。路老邀我一同为其把脉，并认真听取我的意见，我们共同分析病情，诊为脾肾虚寒，脾运失司。然后又讨论并制定了针灸治疗方案，取穴：内关（双）、中脘、左足三里、三阴交、右曲泽、丰隆、复溜，腹部天枢（双）、气海。按照路老拟定好的穴方，我进入治疗室为首长针刺、拔罐、艾灸。1小时后当我走出治疗室时，惊奇地发现路老还在伏案思考，药方尚未完成。我轻轻走到路洁（路老之女，负责为路老抄方）身旁，请她将前次与本次药方均誊写复制一份给我，以便回去研习。良久，路老完成了处方，抬起头来，长舒一口气，请保健医生去抓药，并告知注意事项。

此时首长走出治疗室，对路老说针后感觉腹部舒适了很多，路老遂以拉家常的形式询问他的生活习惯，无意中得知其偏爱冰激凌，夏季吃了不少。路老为我们分析了过食寒、湿、甜食后对脾胃功能的损伤，又讲解分析了脾胃与肾的关系，深入浅出，言简意赅，使我获益匪浅。路老嘱咐我隔日再来为首长进行针灸治疗，便告辞离去。

回到家中，我拿出路老两次的药方仔细对比揣摩，上下左右看了几遍也没有看出二者有何不同，不由得心生疑虑，难道是路洁搞错了？不应该呀，方子上的日期明明是相差了一周时间呀。我静下心来，干脆一味药一味药地对比，终于找到了两者之间的差异，后方与前方比较竟然仅仅是少了1g黄连，原来路老苦苦琢磨1个多小时是在斟酌每味药的药量！记得在学校读书时老师曾说过：诸方，或一二味之差，或药量有异。虽辛开苦降，寒热并调之旨不变，而其主治却各有侧重。该患者除舌尖红，余一派虚寒象。证属上热下寒，黄连可清上热，但下寒重于上热，因此减1g，既可清上热，又不伤心火太甚，不妨碍其方温暖下寒之功，同时又收到祛脾胃大肠湿热之效。1g黄连的效力究竟有多大？3天后我为首长针灸治疗时，他高兴地告诉我，腹泻症状基本控制住了，眠差、纳呆、肢冷、乏力、肿胀等症竟也随之消失。首长1周后要出国访问，路老第三次为其开方，并嘱将药物制成丸剂，每日按时按量服用。首长出国后，我们心里牵挂，每日必准点看新闻。当看到首长红光满面、精神焕发地出现在国际新闻的画面中时，我们悬着的心终于落地了。

一次跟随路老出诊的收获胜读十年书，使我开阔了眼界。他认为疑难病的治疗是中医的优势所在，中西医学是两种不同的理论体系，各有所长，也各有不足。在临床中参考西医学检查数据是必要的，但治疗时，仍要根据中医理论进行辨证论治，不要让西医病名束缚自己的思路。之前多位西医专家为首长诊疗无效，可知本病绝非易治之疾。但路老自信从容，胸有成竹，普普通通的药方，简简单单的几味药，没有什么珍贵药材，两次治疗就扭转了乾坤，更神奇的是，仅仅1g黄连就起到了四两拨千斤的作用。他说，药不在多而在精，量不在大而在中病，贵在轻灵活泼，恰中病机。因为大方药杂，味厚气雄，难以运化，脾胃不伤于病而伤于药。他倡导在辨证论治的基础上内外合用，针药并施，正如药王孙思邈所说"只针不药或只药不针，皆非良医也"。路老用药不但在剂量上考究，在剂型上也独具匠心，"汤者荡也，去大病用之"。病证急迫时用汤剂，病证缓时改用丸剂，后者与汤剂相比，吸收较慢，药效持久，节省药材，便于服用与携带。李东垣说："丸者缓也，舒缓而治之也，适用于慢性、虚弱性疾病。"这样的"精"没有深厚的中医功底是断不能做到的。这才是大医的"精"，大医的"诚"。廉简之方，可愈顽疾。

（2）国医大师薛伯寿——经方大家巧用药

薛伯寿先生是我院另一名国医大师。数十年来，每于清晨天气好的情况下，他总是在医院甬道上，悠然自得地做着一套自己编制的"太极操"。有一次我问他做的是什么操，薛老笑着说这是薛氏自编操，没有出处，强身健体而已。薛老是已故著名老中医蒲辅周先生的弟子，在跟随蒲老十多年的时间中，靠自己的不懈努力，深得蒲老真传，有极高的学术造诣，但我却始终无缘聆听先生的教诲，终于有一天，我等来了机会。

大概是 2011 年，我随薛老诊治一位重要患者。此患者女性，60 多岁，自诉右侧头部针刺样疼痛 1 周多，呈阵发性跳动样痛，发作时头似炸裂，痛不欲生。保健医师予止痛剂、镇静剂、安眠剂等枉效，遂延请中医诊治。

患者诉发病前曾于海边久坐，海风吹拂感受寒凉，先是颈项部、后头部疼痛，继而发展为阵发性、跳动样、针刺样疼痛。刻下：阵发性头痛频繁发作，无分昼夜，休息工作均不能自已，伴纳呆，大便不爽。查看患者病患区皮肤颜色正常，未见红疹、破损等。舌质暗，苔薄白，脉弦紧。薛老从病因病机，到理法方药谈了自己的看法，并谦虚地征求我的意见。他认为患者素体正气不足，工作劳累，复感风寒，气血经脉瘀阻头窍而致头痛。薛老分析比较了《伤寒论》《金匮要略》及《瘟疫论》中不同方剂治疗外感内伤病之异同，并根据患者的具体情况开出药方，药仅十多味，竟含有五六首经方。薛老仅为此患者开方 1 次，我为其针刺治疗 2 次，病即告痊愈。

薛老崇尚以法治病，不以方求病，法随证立，方从法出，证变法异，立法精准。不仅如此，用药讲究君臣佐使，有章法、有布局、有层次，用药贴切，遣方用药必深思熟虑，每味药在方中的作用及配伍均交代得清清楚楚，真可谓是经方大家。

薛老重视调理气血，认为内伤正虚，易感外邪；外邪滞留，导致内虚，正虚之人，易致七情内伤。《金匮要略》曰："若五脏元真通畅，人即安和。"气血冲和，万病不生，一有怫郁，诸病生焉，故人生病，多生于郁。有因病而郁，有因郁而病。无论是外感病，还是内伤杂病、疑难病证，必重视调畅气血，因此薛老提出"气以通为补，血以和为补"的学术观点，认为无论是用针还是用药，均要达到"以通为顺"的目的。他还主张补而勿滞，不可盲补。指出虚证有先后天之别，五脏之异，气血阴阳之分。乱堆补药，不仅不能防病治病，反而会引起滞、热等不良后果。故他的方中既有补亦有泻，既有通又有和，通过调理阴阳之平衡，达到阴平阳秘，精神乃治之目的。

仅一次跟诊就让我见识了什么是"经方大家"，要达到如此高的境界，唯有立志苦学，别无捷径。正如药王孙思邈所言，"学者必须博极医源，精勤不倦，不得道听途说，而言医道已了，深自误矣"。

（3）中医名家赵永昌——又见扫地僧

赵永昌老师为人谦和，作为中医外科大家，与著名皮科病中医专家赵炳南齐名，在京城颇具威望，是我院又一国宝级大师。80多岁高龄时已退休在家，但每日必至我院收发室取报、看书。每次见面我必打招呼、问好，日久便熟悉起来。他知道我在针灸科工作，但并不知道我叫什么，也没有更深的交往，仅是听院内老同志们说他学术造诣好生了得。2004年的夏天，天气炎热，我科收治了一名年近八旬，身患脑梗死的女性患者，患糖尿病多年，本次脑梗死后右侧肢体半身不遂，瘫卧于床，很快右下肢小腿外侧皮肤出现破溃，有脓性分泌物渗出，难以愈合。我们更换了几种消炎生肌的药膏为其涂抹于患处，并予抗生素等口服，病情却没有丝毫好转，皮损面积日渐增大，几乎布满整条小腿，渗出物越来越多，此时不要说康复训练，根部连碰一下都难以忍受。患者及家属忧心忡忡，自行购买了一种所谓专治皮肤溃疡的贴膜，据说疗效百分之百，但价格不菲，一天仅更换此贴膜，即需花费200元。患者家境殷实，不怕花钱，只求见效。没想到贴敷3天后，患者下肢开始出现溃烂，遍布黄色脓液。面对家属的坚持，我不能贸然停药，但任由发展，后果不堪设想，如何是好？

正当我一筹莫展之时，竟在下班时与赵老不期而遇，我像遇到了救星，急忙向赵老汇报患者病情，满心希望他能给我个治疗良策。赵老说自己已退休，一般不再诊病，但既然患者病情严重，治疗棘手，当亲自前往诊视。闻听此言我喜出望外，彼时赵老已是耄耋之年，步履蹒跚，头颈及双手不自主震颤，甚至口角流涎，但思维敏捷，思路清晰，他能亲自出马我真是求之不得。次日，我将赵老请至病房，赵老认真看完患者并为其诊脉，然后口述药方，片刻一首仅七八味药物的外洗处方就开好了，赵老又让学生念了一遍处方的药名及剂量，确认无误后，嘱咐先抓 3 剂，取 1 剂置于布袋内，加水煎煮 15 分钟，放置温凉，以纱布蘸药汤湿敷创面，频频更换纱布。药汤凉后弃之，复加水煎煮药包，如上法湿敷，一天十数次，一定要温凉湿敷，通风干燥为要，绝对不能以物捂盖创面。临走时对我说，3 剂后如无效就另谋他法。

当我送走赵老回到病房时（仅用时 5 分钟左右），只见患者的家属，正在和护士长理论，见我来了，平素看着挺斯文的中年"眼镜男"竟口出秽语，质问我从哪找来的"糟老头子"，说话走路都不利索，看了半天病就给开了 7 角 3 分钱的药，能治好病吗？也难怪，之前他们花费上万元都没治好的病怎么会用不足 1 块钱的药就治好呢？！我赶紧安抚好患者家属，便交代了煎煮药物和使用方法，并嘱值班医护多加留意。次日清晨，我提前 1 小时就来到医院，因患者下肢皮肤溃烂疼痛，一直难以入眠，我放心不下。当我走进病房，值班护士就开心地告诉我，昨夜风平浪静，患者一夜未喊叫。只见患者神清气爽，端坐于床，患肢皮表渗出物明显减少，家属正在为其准备继续湿敷。患者拉着我的手千恩万谢，告知昨夜由于疼痛缓解，睡了一个难得的好觉。依此法，1 周后患者皮肤溃烂面痊愈。我又一次目睹了中医神奇的疗效，也感受到了大医的高尚品德和高超技艺。与此同时也对一些人的态度感到担忧。当时请赵老亲自会诊，我曾召集科里 20 多名医师前来学习大医的诊病经验。不料十几分钟后大部分人便悄然离去，诊疗结束时，加上我只有 4 人在场。真正的大医近在咫尺，宝贵的学习机会就在眼前，这些人却毫不珍惜。他们可能觉得一个其貌不扬，穿着简单，行动不便的"老头儿"能有什么真本事，没什么好学的，殊不知人不可貌相，《天龙八部》中真正的高手不是鸠摩智，不是北乔峰、南慕容，而是不起眼的扫地僧。世间的事物就是这样，机不可失，时不再来，失去这样一个难得的学习机会，不能不说是他们的损失。遗憾的是，2005 年赵老永远离开了我们，没有机会参评国医大师，没有享受到国务院政府特殊津贴，甚至我院大部分后来的同事对其都闻所未闻，但他实在是一位德艺双馨的大医。

（4）中医药大师谢海洲——用药如用兵

谢海洲老师出身于中医世家，北京中医药大学名誉教授，中国中医科学院广安门医院内科资深研究员、主任医师、博士研究生导师，也是一位国宝级大师。谢老为人谦和，平素总是面带微笑，平易近人，深受医护及患者的爱戴。由于谢老博学多才，涉猎的学科广泛，对中药研究水平极高，临床上我们遇到棘手的疑难杂症时往往首先想到请谢老会诊。谢老虽为内科大夫，但对针灸科的疾病也了如指掌。我们每次请他老人家会诊指导，他都是有求必应，从不推辞。尽管有时他门诊患者较多，但也总是加班当天完成会诊工作，从无怨言。要知道，当时老专家院内会诊、跨科诊疗是没有额外报酬的，纯属奉献！

20世纪90年代中期，我们病房收治了一名李姓中年男性患者，该患者由宣武医院神经内科转来，浅昏迷、意识障碍已月余。患者体态中等，素体健康，酷爱饮酒，每餐必饮，且常约朋友在家中豪饮，必大醉方休。发病当天晚饭后称要到朋友家打牌，一夜未归，家人以为其玩累了借宿朋友家中，因为以往也有此种情况发生，故并未在意。不料直至翌日中午时分患者仍未归家，家人遂至朋友家探寻，却被告知患者已于昨日午夜离开，家人这才意识到事情的严重性，于是到派出所报案，联系亲朋分头寻找。6个小时后，患者终于在离家1公里左右的路沟里被人发现，但已是周身污秽，不省人事，立即送往宣武医院急诊抢救，诊断为酒精中毒性脑病。留院观察，生命指征平稳后被送入神经内科病房，经吸氧及营养神经药物治疗1个月，后转来我院。

结合患者身体情况、发病原因及症状体征，诊断为"酒精中毒性脑病"无误。于是为其进行针刺、中药鼻饲，肢体康复运动等治疗，1周后患者病情毫无起色，此时离发病已有40多天，对于患者病情的改善我已不抱什么希望，毕竟宣武医院神经内科已对其做了全方位的系统治疗，我们又用中药、针灸治疗了1周。按照神经系统疾病发展变化的规律，可以说是回天乏术了。于是我想到请谢老前来会诊，之所以请谢老会诊，实际上就是想给患者家属一个安慰，以解我们无能之尴尬。

在认真听取了我们的病情汇报后，谢老亲自查看患者，经仔细地望、闻、切诊后，为患者开出方药，嘱浓煎后每次20mL鼻饲，每隔半小时一次，即1日内进药十多次。连续3日鼻饲给药及针刺治疗后，患者喉中居然发出了声音，家属喜极而泣，我却感到惊愕，这个结果是我万没料到的。我仔细研读谢老的方子，看似很普通，药物为12味，基本都是之前我们常用的，唯有枳椇子我不太熟悉。查看药典，得知本品善解酒毒，清胸膈之热，治酒醉后诸症，并指明要将其打碎研磨熬制，方能起效。正是深谙药性，合理使用，同时采用正确的煎服法，才使患者得以苏醒。我速将此消息告知谢老，谢老再次为其调配了方药。此后因工作调换，我离开病房转至门诊工作。大约1个月后，我正在门诊工作，听到门外有人说："王大夫好！"我抬头望去，只见一中年男子坐在轮椅上与我打招呼，我想不起来此人是谁。正在疑惑之际，患者家属出现了，我猛然想起，这就是那位"醉酒植物人"。太神奇了！众所周知，神经系统病变如不及时治疗，极易变为不可逆。此患者醉酒将近20个小时，躺在泥水沟中十多个小时才被找到，治疗为时已晚，酒精侵蚀大脑常造成神经细胞损伤，单纯以西药救治，仅能保命，并没有驱除酒精之毒的作用。枳椇子可通利二便而消肿，用于水湿停蓄所致之疾，酒乃湿热之品，利水消肿，驱除酒毒正是本品所长，配伍其他扶正解毒药物，终于令该患者"起死回生"。谢老妙手回春，为我们上了终生难忘的一课。

崇高的医德彰显出大医的风范，德高则望重，没有高尚的人品，难成大医。谢老离世前一年（2004年），感右下肢疼痛，行走不利。身为名老中医，身旁弟子成群，但他没有惊动院领导及弟子，只身一人前来我处就诊。因其行事低调，衣着朴素，外表无异于常人，在拥挤的诊室门前伫立良久，没有人主动让座，还是我不经意抬头时看到老先生，赶紧请进诊室。此后我尽量留意，与其约好，每于先生到来之际尽量优先安排，以缓解先生候诊之苦，为此有时还引起患者的误解，认为我有替熟人加塞之嫌。谢老从不分辩，主动清晨6：30即来诊室诊治，一来避免与患者冲突，二来保证治疗后能按时出诊。谢老的患者很多，每天都将诊室、楼道塞得满满的，但他从无厌烦之态，总是笑容可掬，认真对待每一位患者，尽量满足患者就医的需求，从未与患者发生过冲突。谢老坚持来接受针灸治疗，说明他病情已经很重了，否则绝不会为了区区小恙到我这来治疗。有几次谢老针后离开诊床时，我发现床单上有粪便的污渍，此为肾气不足，下元虚寒，收摄失司所致。表明老先生已经年老体弱气虚，但还是一如既往奋战在临床工作的第一线，常常由于患者众多而加班工作，其敬业精神着实令人钦佩。

2005年10月初，我科收治了一名多系统萎缩（MSA）伴发热的患者，患者为 MSA-P 型及 MSA-C 型混合型。共济失调，言语欠利，行动缓慢，免疫功能下降。入院前感受寒凉，引发支气管炎，继而发热、咳喘。患者服用抗生素和中药 1 周，症状毫无改善。考虑到患者的体质特殊，恐病情进一步发展到不可收拾的地步，情急之下，请谢老会诊。打听到当时谢老出差至外地，次日返回。我未多考虑，便将会诊单直接送至谢老家中，当师母开门时，我明显感到气氛与往日有所不同，在我说明来意后，她一脸凝重，迟疑片刻才收下会诊单，轻轻地说了句"人还没到京呢"。不明就里的我并未将此事放在心上。次日清晨，谢老如约而至，我只是感觉月余未见，老先生消瘦了许多，且面色发黄。未及多问，就引导谢老来到患者床旁。谢老认真查看完患者，与我们分析病情并开出处方，嘱咐患者家属去同仁堂购买成人用紫雪丹，与中药同服。他向我们详细解释了成人与儿童用紫雪丹的区别，并交代了药物的煎服法。这一切完成后，谢老才离去。谁知，这一分别，竟是我们与老先生的永别，这位患者竟成为老先生生前诊治的最后一位患者。事后我从朋友处得知，谢老近日身体不适，纳呆，腹胀，因公外出竟一路呕吐。院方已经为他安排好返京后立即行胃镜检查，但他坚持为我们完成会诊后才去检查。检查结果是谢老患了胃癌，消息传出，如晴天霹雳，全院震惊，同时我深为自己的鲁莽感到自责。如果早知道老先生身体有恙，我绝不会留下那张会诊单。这就是谢老，永远将患者放在第一位。该死的胃癌，在明确诊断后短短十多天就夺走了他的生命。谢老走了，永远离我们而去，但老先生的音容笑貌，永远深深地刻在我的脑海中。

（5）后生可畏——中医的未来

大医的医德、医品、医技、医风，无论哪一点都是值得我们终身学习的，这是真正的国粹。路老、薛老、赵老、谢老他们是我们广医人的骄傲，是中医的脊梁，他们身上凝聚着真正的国家精神。在人杰地灵的广安门医院我饱尝了杏林的芬芳，也看到了苗圃中青苗的茁壮成长，许多年轻的医生甚至是学生对于中西医理论的掌握非常扎实，其中不乏佼佼者，他们有责任、有担当。在日常工作中俯首甘为孺子牛，默默奉献。在他们身上我看到了中医的未来和希望，他们的行动也一次次感动了我。感叹长江后浪推前浪，身不由己地被推着与时俱进，不容放松，不容喘息，因为稍一懈怠便可能成为被大浪淘汰的一粒沉沙，后生可畏啊！

20多年前的一天，我正带领病房医生查房，一名护士手提一袋鲜血来到病房14号床旁，核对了患者的姓名后顺手将血袋挂在输液架上便出去取东西。此时一名年轻的女医师走到患者床旁，不经意地看了一下血袋外的标注。突然表情严肃地问患者儿子："你父亲是什么血型？"小伙子一脸疑惑，说他父亲军帽上注明血型为 A 型，多年来从没有复查过。可是血袋上却标的是 B 型。难道人的血型会随着年龄的增长而变化？绝不可能！这位平日看似文弱，从来说话都是轻声细语的年轻大夫，此时突然提高了嗓门，坚定地说一定有问题！当那位护士返回病房，准备为该患者输血时，这位年轻大夫果断地阻止了她的操作，虽然又要耗费大量人力，但必须复查患者血型！于是我们医护共同配合，立即为患者采血复查，并填写检验单及进行标本配送，复查结果证实患者的血型是 A 型！重新与血库联系，调换 A 型血，当这袋宝贵的 A 型血挂到患者床边时，时间已经过去了 3 个多小时。事后追查原因，原来是一位年轻护士工作疏忽，将患者编号填错了。这位年轻医生细致入微的观察力，认真负责的工作态度挽救了一条生命，避免了一场重大灾难，在这次事件中她是当之无愧的英雄。

医生的职责就是救死扶伤，选择了医生这一职业，就选择了终身奉献。从迈入医学殿堂到正式成为独立工作的医生，要比常人付出更多的努力和心血。我曾问过我的学生，为什么选择这一职业，回答是"比其他职业能为他人服务的时间更长"。

因为患者较多，我经常提前出诊，最早时清晨6点左右即出诊。恶劣天气也不懈怠。一次一位学生怕迟到，便早早赶来医院，见诊室尚未开门，便在雪地中站立等候，等我赶到时，他快变成雪人了。对这样上进的学生，我怎能不认真传道授业解惑？为了练习针刺手法，增进指力，我让学生们将黄豆放在布袋中，指导他们用手指杵黄豆以练习指力，至黄豆破碎。一位学生依法练习，最终杵碎了黄豆，虽然手指练得又红又肿，但也获得了指力。"宝剑锋从磨砺出，梅花香自苦寒来"，这名同学经过刻苦训练，终于在全国28 所高等院校技能大赛中，从 200 多名选拔参赛的选手中脱颖而出，获得冠军。该生自大学三年级就放弃节假日，有时间就来我处跟诊，读研 3 年，没有请过一天病假，吃苦耐劳，勤学苦练。在我工作繁忙、患者较多的情况下，他经常帮我处理诊治患者，针灸手法日益精进，很多患者主动请他进行针刺治疗，这不仅缓解了我的压力，也为他提供了充足的练习机会。与他同年级的同学有的还从未动过针，他已能熟练地为患者进行针灸治疗了，且其针刺手法让我刮目相看。更难能可贵的是，他善于为他人着想，春节是全国人民回家团圆的节日，其他学员、进修医师都千方百计早走，该生却大年初一才走，初五即回。考虑的是方便患者就医，缓解老师的工作压力。所以他获此殊荣，是实至名归的。

是金子到哪里都会发光。当前我国就业形势严峻，找工作难，外地学生留京更难。上述两名学生均是外地户口，普通家庭出身，没有任何背景，但都成功就职于北京的三甲医院，并落户北京。这也从一个侧面反映了他们为人处世的态度和学习工作的情况，两人的共同特点就是勤奋。在求职时，随身携带白衣，主动帮助处理患者，帮助起针、拔罐，疏导安抚患者，一招一式不用自我介绍，都显示出"老江湖范儿"，大大缓解了老师的压力，想不引人注意都难。每个人虽然身份地位不同，角色不同，但都可以以不同的方式体现自身的价值，只有想不到，没有做不到。一个合格的医生时刻牢记的应该是如何更好地为患者排忧解难，解除患者病痛。大爱无疆，是为人之道，也是为医之道。他们所做的也许微不足道，但本能的举动反映出一个人的本性、情操和觉悟。我在向学生们传授专业知识的同时，也从他们身上学到很多，这也是教学相长的内涵之一吧。广安门医院给我提供了展示自我的平台，我也要带领后生们奏出中医针灸的精彩旋律，做出中医人的成绩。

二、胆大心细，学会规避医患矛盾

医生的职责是救死扶伤，工作的对象是患者。患者为病所扰，不胜其苦前来就医，我们应本着同情之心，竭尽全力，倾己所能为其服务。既是服务，疏漏差错在所难免，可能会引起患者的不满，产生纠纷。有一些行为极端的患者及家属会做出不冷静的举动，甚至也有医生为此付出生命的代价。回想近 40 年的行医之路，我也曾被患者投诉过若干次，总结分析，望晚辈同道可以少走弯路。

1. 谨防"熊猫眼"

李志明老师在世时致力于针刺治疗眼疾的研究。比如近视眼、斜视、外眼肌麻痹、视神经萎缩等，常用的穴位有睛明、球后、鱼腰、太阳等眼周穴位。因眼周毛细血管较丰富，针刺时容易损伤出血，故操作一定要小心谨慎。通常找准穴位后，手持针具要稳，毫针直刺直出，出针后立即以干净棉球按压针孔，约1分钟后，确定没有出血再停止按压。眼睛周围腧穴出血的特点是，出针后往往不会立即出血，若不做按压处置，可缓慢往外渗血，10分钟左右血沿着眼眶渗出，导致眼圈青紫，看似熊猫，被称为"熊猫眼"。患者可感觉眼睛酸胀不适，视物模糊。因为外观变化明显，往往会引起患者及家属的恐慌甚至不满，这是被患者投诉的重要原因。所以一定要嘱咐学生及进修医生针刺时不捻针，不提插，出针后无论出血与否均需按压针孔1分钟以上，确定不出血后方可停止按压。如出现了"熊猫眼"，可先以凉毛巾冷敷，2小时后再适当热敷。还要耐心向患者及家属解释出血原因及预后。有患者认为出血可加重眼疾，事实并非如此，疗效的好与差常在毫厘之间。选择针刺眼周腧穴本身就是冒风险的事情，在掌握好针刺深度的同时，做好出针后的善后工作，既可有效避免眼周出血的尴尬，又可获得最佳效果。

2. 照顾好"面子"

在行针刺治疗周围性面神经麻痹前，可先在患侧面部做闪罐治疗，意在打开络脉，运行气血，为针刺做准备。由于面部闪罐有一定的操作难度和危险，操作不当会给患者带来不必要的痛苦，因此操作时要注意以下几点：①所用罐子边缘一定要清洁，尤其是罐口不能沾有棉絮等杂物，这些易燃物均容易造成烫伤。②点火前要先将火棒上的酒精甩干，以免酒精滴落烫伤患者面部或烧坏衣物。我本人及学生都出现过类似的失误并被患者投诉，还做了经济赔偿，教训惨痛。③要照顾好患者的"面子"，有些患者从事演艺工作或需要参加会议、出席外事活动等，他们最忌讳的是"毁容"，因此不要给其面部留下拔罐的痕迹。我曾治疗一感寒头痛的男性患者，针刺后在其前额拔了一个小罐，结果留下了痕迹。头痛虽然治好了，患者却十分不满，因其工作性质的要求头面部不能留痕。接受了这个教训，以后需要在头面部留罐时，我都事先征得患者的同意。针灸工作既属于内科亦属于外科，我们每天都行走于刀尖之上，如临深渊，如履薄冰。握针如握虎，若要打虎成功，必须苦练真功。

3. 学会"冷处理"

处理医患矛盾要学会"冷处理"，所谓"冷处理"包括两点：①不能与患者硬碰硬，不管用什么方法，先让患者冷静下来，不激化矛盾。②将纠纷"冷却"起来，先不急着解决，拖一下。"冷处理"不是不处理，而是先静观一下，看看有什么转机发生。常有患者事后觉得自己也有不对之处而选择放弃投诉，也有的因被其他事情干扰而减轻了对纠纷的关注，时间一久也没了继续纠缠的兴趣。因此，"冷处理"不失为处理医患纠纷的一种有效方法。

2017年的夏天，一位自称来自宁夏作家协会的王姓患者，因下肢静脉曲张，借来京开会之机到我处求诊。时值中午下班之际，考虑其远道而来，破例为其加号，并为其进行了规范的火针刺血拔罐治疗。由于火针比普通毫针刺激量大，会有一些疼痛的感觉，同时拔罐排放出恶血数十毫升。治疗中，我对其进行了适当的精神安慰和心理疏导，治疗后皮肤消毒，嘱其适当休息。谁知数日后，这样一次平常的治疗却让我成了"被告"。投诉原因：火针放血没有按照穴位；放血应从下至上，而我却从上向下；患者感觉疼痛没有用麻药，仅口头安慰；放血时让患者下肢放在大塑料袋中，而不是任血四溅横流。诉状最后要求我本人、院方道歉并赔偿其经济和精神损失，否则将要诉之于法律。但凡有常识的人一看这"状子"就知道是来"碰瓷的"。对于这种无理要求最好的方法是先"冷处理"，这次"冷处理"的结果就是最后不了了之，患者没有再来纠缠。但即便如此，我们也准备好了充足的论据及书面材料以备对簿公堂。从医的经历告诉我，作为一名医生，除了要有良好的医德、医技，还要学习人文知识，善于与各类人打交道。患者应该是我们的朋友而不是敌人，但患者因为各种病痛，心境不佳，难免会将不良情绪发泄给医生。如何化解矛盾，调节好医患关系，是临床重要的一课。

4. 让偏执的患者理解

针刺治疗疾病的原理与方法不是每个患者都能理解的，个别人可能还有误解。面对患者的质疑，要做到耐心、细心予以解释，尽量避免与患者发生冲突。扎实的基本功，耐心细致的思想工作，绝不仅是政工干部的"专利"。

有一位年近六旬的女患者，右耳鸣，电测听检测双耳听力均中度下降，服用了近一个月中西药物疗效不显，烦躁、焦虑、失眠，来我门诊求治。诊为肝肾阴虚火旺型耳鸣，拟调理阴阳，滋补肝肾法，为其针刺双耳。患者质疑为什么一侧耳鸣要针双耳，虽然每次都对她的疑问耐心解释，但她就是听不进去。针治到第5次后，患者竟跑到我院纠纷办公室告状，说针治双耳加重了病情，要求赔偿。不仅要求退还全部诊疗费，还要赔偿精神损失费并承担今后治疗费用。面对这样的无理要求，我们复习了神经解剖知识，确认针刺选穴、配穴方法无问题，撰写了治疗分析报告，上交到医疗事故鉴定委员会。中医认为，人是一个有机整体，双耳、双眼、四肢都是互相联系的。如一侧器官出现问题，另一侧器官也将会受到牵连，更何况该患者听力检测显示双耳听力均已受损，无论从治未病还是治已病的角度考虑均应将双耳纳入治疗范畴。所用药物也是对周身血管、器官起作用的，不可能仅对一侧血管、神经有效，而是在全身范围起作用。左耳有病刺左耳，右耳有病刺右耳，头痛医头、脚痛医脚的做法不符合中医学的整体观、辨证观。医疗事故鉴定委员会的专家们一致同意我的分析报告，我们的治疗不存在任何过错。经医疗调解委员会调解及纠纷办公室同事的耐心解释，不依不饶的患者终于了解了中医治疗的机理并接受了调解，一场纠纷得以平息。

5. 认清纠纷的真实目的

曲池是手阳明大肠经的合穴，为临床常用腧穴，一个针灸医生每天不知要针多少次，按理说没有什么危险性，但凡事总有"例外"。有一次一位学员在为患者针刺右侧曲池穴时，酸胀的针感传导至其右手拇指、食指，这是大肠经的循行路线。起针后患者仍感手指麻木，嘱其回去热敷、活动。3个月后患者来反映不仅手指麻，连整个右上肢都麻木无力，甚至不能握物。此后又到医院来吵闹过数次，甚至坐在医院党委办公室窗台上，扬言要自杀。为其做肌电图检测未发现异常，手指活动、上肢外观均无异常。一个曲池穴针刺后竟引起整个上肢无力。整整两年时间，每隔两三个月患者就来我院哭闹一次，并称两年来症状非但不缓解反倒越来越重，以至于都不能拿抹布。从神经解剖学及生理病理学分析，这些情况均不太可能，患者如此纠缠却又拒绝接受医疗事故鉴定，其中含义不言自明，"醉翁之意不在酒"，这是借机闹事，目的是要获得经济赔偿。面对这种情况，首先要冷静，绝对不能与患者发生正面冲突，不要将医疗问题变成态度问题，让闹事者抓住把柄。其次要以专业知识为依据，对自己诊疗方案和操作做出正确的判断，如果没有问题，就要坚持自己的立场，不能因患者的态度而慌了阵脚。对此类患者一般无法动之以情，但一定要晓之以理，如果不能协调解决，就要走医疗纠纷处理程序，甚至诉诸法律。每个医疗工作者在漫长的行医路上都免不了与患者发生矛盾与冲突，这是坏事，也是好事，它能使我们学会与患者沟通的技巧，学会如何更好地处理人与人之间的关系，使自己逐渐成熟。

6. 提高患者满意度

在竞争日趋激烈的医疗环境中，医院的经营也在快速地优胜劣汰、适者生存。重视"提高患者满意度"的工作，可以提高医护人员的工作技能和素养，避免医疗差错，减少医疗纠纷，更能提升医院的知名度，加快医院快速的发展，从而能在竞争中立于不败地位。昔日的"皇帝女儿不愁嫁"，今天的"危机感""吃不饱"是不争的事实，再端架子、摆谱，无异于自断生路。经验告诉我，非常满意的患者再次就诊的愿望比满意的患者高出许多倍，越是满意的患者越是有更高的依从性。尤其针灸科患者，往往需要多次反复治疗方能解除病痛。随着患者自我保护意识和法律意识的增强，医疗需求也不断提高，这就不仅要求医务工作者有过硬的技术水平，而且要有优质的服务态度。服务态度直接影响患者的满意度，但这常被我们忽略。当患者候诊时间过长产生抱怨、医生疲劳之际，极易产生医疗纠纷及摩擦，使原本鸡毛蒜皮之事无限放大，从而影响疗效，使我们的医疗工作"欲速而不达"。满意度的提高需要通过我们每个人的努力，从自身做起，从服务态度、技术水平等各方面提升自身素质，才可能为患者提供优质服务，提高患者满意度。所谓大医，是指医德、医技、医风都很高的医生。人们常说越是水平高的医生越没有架子，这是不争的事实。细节决定成败，主动搀扶患者、为患者穿脱衣物、擦拭患者排泄物这些小事应该体现在我们日常的工作中。

7.勿失医德

《省心录》指出"无恒德者，不可以为医"。医德是培养医学人才的重要内容，现在的医学教育对这方面重视程度不够，培养出来的许多医学生需要补这方面的课。

受经济利益的影响，我们针灸科的一些年轻医生不愿意做简单有效、价格低廉的治疗项目，而更愿意做收费高、不出力的项目。一次一位患者肩膀疼痛，想要接受拔罐治疗，挂了针灸普通号，却被某位具有高学历的医生拒绝了，理由是"不善于拔罐"。对此我感到十分诧异，当初前来我科求职的院校毕业生，无论是本科生还是研究生，没有一个人敢这样说，相反为了展示自己还要把自己描述成"无所不能"、熟谙针灸的良医。而一旦进了医院大门，捧上了"铁饭碗"，就忘记了初心。明代医家龚廷贤说："病家求医，寄以生死。"患者将生死托付给你，而你却为了自己的利益不提供最好的服务，能称得上是一个有德的医生吗？一次一位老先生头痛欲裂，一位博士研究生学历的医生竟将其拒之门外，声称此疾严重，不会医治。患者无奈来到我诊室，令其脱下帽子，明显的带状疱疹一目了然，该医生竟然没有查验其患处，就轻易拒绝为其诊治。这是医届之耻，教育的失败。古今中外许多著名医家所以能赢得广大患者和社会的认可，都是同他们精湛的医术和高尚的医德密切相关的。医德是中医传承发展的基石。中医文化强调"以德载术，以术弘德"。晋代杨泉指出："夫医者，非仁爱之士，不可托也；非聪明理达，不可任也；非廉洁淳良，不可信也。"

如何对待工作中出现的差错，甚至对患者的伤害，也能反映出一个人的医德和素养。一次一个实习生，因迟到匆匆赶至诊室，在换衣服时不慎将挂在病床上方的塑料电子钟碰掉，砸中了坐在下方的一名女性患者，该患者顿时勃然大怒，我赶忙上前赔礼道歉，好言安抚，这位同学却躲到了一旁，没有任何表示。患者的哭闹直接干扰了门诊的正常工作，出于安全考虑，我让另一位进修医生带着患者进行了外科和神经科相关检查，共花费了 3000 多元，费用完全是由我支付的。忙活了整整半天时间，为其写下保证书，今后如因此出现任何不适，随时前来就医（自然是免费的），患者终于止住哭闹。送患者出门时，她对我说其实就是想得到那位同学的道歉，但始终没能如愿。事后我问该同学有何感想，不料他却振振有词地对我说患者是故意找茬，理由是电子钟很轻，距患者头部仅十几厘米，又是被不小心蹭掉的，而不是用力砸下去的，根本不会造成什么伤害，患者的症状都是装的。这位同学的态度令我深感遗憾。他始终不明白，既然给患者造成了麻烦，就应该向人家赔礼道歉。这也是患者的最低要求和解决问题的最好办法。最好的理赔在于道歉，但要学会道歉却不是一件容易的事。临床带教中，经常发现由于学生开单不熟练，丢三落四（忘记盖签名章、药物剂量有误等），导致患者楼上、楼下往返数次，却很少听到他们主动向患者道歉，这也是我们教育的误区。医德是医疗卫生领域精神文明建设的一个重要部分，也是医院管理中教育医务人员改善服务态度，提高医疗质量必须抓好的重要一环。同样的一件事情，处理的方式方法不同，得到的结果就不同。中医的魅力不仅来源于它独特的理论体系和神奇的疗效，还有一个很重要的原因是历代中医大家身上闪烁着的人性光辉和道德色彩，它随中医独特的诊疗技艺一起传承至今。纵观古今医家，大凡有所建树者，无一不是德艺双馨，他们用自己的言行举止诠释着医乃仁术，用自己的心血汗水捍卫着医道尊严！

三、传承与创新

1. 传承不泥古，创新不离宗

著名科学家钱学森先生早在 20 世纪 80 年代就明确指出："医学发展的方向是中医，而不是西医，西医也要走到中医的道路上来，中医现代化，是中医的未来化，也就是 21 世纪我们要实现的一次科学革命，是地地道道的尖端科学。"中医药在中国大地上已经存在了几千年，漫长的实践历史证实了中医药无论是在治病防病，还是在养生保健等方面都是有效的。在西医未传入中国之前，中医药挽救了无数人的生命，为中华民族的繁衍昌盛做出了不可磨灭的贡献。

随着时代的发展、科学的进步和人们思维观念的不断更新，中医是否科学、中医是否有效受到了严重的质疑。一些学者认为，中医已经跟不上时代和科技的发展，中医四诊的诊断方法还拿不出确凿的科学依据，甚至有的学者提出废除中医。中医的四部经典、望闻问切的诊疗手段在外人看来有些陈旧，与现代声光电、超声波、CT、MRI等检测手段无法相比，不少中医界有识之士认为中医亟待改革，以适应现代科学的发展，拒绝更新的知识是缺少生命力的。另一些学者则认为，中医学的价值远远没有得到充分发挥，也没有得到应有的重视。传统技术和理论的科学性将会随着社会的进步而逐步显现出来，因而复兴传承成为中医学发展的另一个前景。无论如何，改革、创新、发展是中医未来的必由之路。实际上，从《黄帝内经》奠定中医基础理论体系，《伤寒杂病论》建立中医辨证论治体系，再到明清时期温病学的发展，直到现代青蒿素的诞生，创新始终是推动中医药发展的根本动力。中医药需要创新，但前提是要以中医药传承为基础，要传承精华。离开传承谈创新，就是无源之水、无本之木。

要遵循中医药发展规律，传承精华，守正创新。守正，意味着坚守正道，坚持按事物的本质要求和发展规律办事。中医药发展规律的核心，就在于中医学思维的规律，中医学思维的特征可用一个"和"字概括，这既包括形神中和、气血中和、脏腑中和，也包括天人中和、人我中和、人物中和。这样一种思维方式具有深厚的历史传统，发端于中国古老的典籍《易经》，后为儒家、道家和医家继承并发展。中医学讲究调和致中，如果失调就会生病，治病就是把失调的状态调到中和、平衡的状态。有"医源于易"的说法，是指中医学理论的基本概念、思维方式源于"易"，易学有一个很重要的特点就是包容创新，即表示自强不息、变易创新，也意味着厚德载物、包容广大。中医学史上，从元代前后出现了不同学术流派，各学派在思维方式上借鉴了宋儒对易学的创新和发展。到了近代，中医学也经历过一定的冲击。当时一批中医学家以中西医汇通的方式应对变化，另一方面仍坚持发扬传统，从未丢掉中医学理论体系的哲学根基和精神实质，挺起了中医药的脊梁。可见，中医学之所以能历尽千年而不衰，能够世代传承并不断发展，就是因为守住了中医学调和致中的思维方式和价值理念，这既是中医学经千百年发展的智慧选择，也是中医学发扬光大的守正要义。只有守正，中医学才能实现文化自信、创新发展，为人类健康做出新的贡献。如果说守正是固本，创新则决定着未来。

中医学如何创新？"传承不泥古，创新不离宗"是核心要义所在。当前，中医学的创新大致可分为两个思路：一是主张继承就是创新，强调完全按照传统中医来治病、授徒。二是主张充分利用西医学和其他科学的理论、方法、手段等，强调中西医并重、共同发展。两种思路都有可取之处。中医学的守正创新强调以中医为主导和本体，以西医及现代科学为支持，推动中医药实现真正的创新发展。

回顾自己的从医之路，最初学习的是西医，却最终落脚在中医针灸。为的是尽可能让患者少花钱，少吃药，将化学药物对人体的损害降至最低，而达到治愈、缓解疾病的目的。针灸学历经几千年的坎坷发展，在临床上屡创辉煌，经历了无数次大灾大疫，其中的艰辛，针灸人体会更深。如何将其继承发展下去是我们这代人面临的重大课题。

2. 学习老前辈，做好中医人

中国文化历史悠久，中医学博大精深。中医药的传承需要爱中医、懂中医、甘于奉献的中医人完成。这些人首先要有学术信仰，还要有刻苦学习、锲而不舍的精神。如果不下功夫扎实学习，怕苦怕累，照猫画虎写几篇文章，最基本的方药、经络、腧穴、针刺方法都没有掌握，这不可能成为真正的中医人。国医大师薛伯寿先生给我们讲课时说，他行医 60 多年才真正敢开方。其弟子高荣林老师说活到 60 多岁，才敢开一方，铁杵磨成针，六十年磨一剑。夏寿仁老先生穷毕生精力研究针刺治疗三叉神经痛，老先生的案头摆放的不是鲜花饰品，而是白花花、凉森森的人头骨。夏老将这颗头骨摸搓的光滑锃亮，12 对颅神经走行烂熟于心，尤其是熟谙三叉神经的解剖结构，几十年的磨炼，针刺手法炉火纯青，一支 1 寸毫针，仅针刺中脘一穴，轻旋针柄，变换针尖刺激的方向，即能令患者的针感从头至足。老先生虽然没有等身的著作，但其用高超的针刺技术治好了无数三叉神经痛患者。其传世之作仅为一篇《针刺治疗三叉神经痛》，是老先生用毕生心血完成的，没有任何水分，是精华中的精华。按现在的标准衡量，夏老的论文绝对不能称之为高质量的学术科研论文，既没有多中心、大样本的数据，又没有循证医学的支撑，仅能称之为临床观察报道。殊不知，中医的发展正是这样一步一个脚印累积起来的。这才是真正的精华。

《标幽赋》为金代窦汉卿所著，言简意赅，医理深刻透彻，实用性强，国医大师程莘农先生将其恭放案头，每日研读不辍，甚至可倒背如流。可现在的医生很少有人研读过这本小册子。目前我们培养的研究生分临床型、科研型两种学位，有的研究生不愿吃苦，以科学学位为由不参加临床跟诊学习，但毕业时又千方百计混到医院做临床医生，这种高学历、低能力的医生不在少数，遇到这样的医生，实乃病家之大不幸。当今中医药大学的一些学生学习目的不纯，上课学习主要为了应付考试，取得好成绩，以便能获得保送研究生的资格。其攻读研究生的目的，并非进一步深研中医药知识，而是毕业时能留在大城市、找份好工作。他们中有多少人认真读过完整的中医经典原著？更别说为中医的发展做认真思考了。学针灸的对针灸基础理论、针灸各家学说知之甚少，对其他学科更不感兴趣。尽管我一再强调针灸科是兼容内、外、儿、妇、精神、神经、骨伤各科知识的综合性科室，要学习的知识远远超过其他学科，但是很多人不以为然。有的学生对临床不感兴趣，实习中以各种理由请假、迟到，以至于实习结束都不知道针灸科病例如何撰写。当我检查问诊患者时，有个别学生甚至坐在患者旁边玩手机，竟然投入到笑出声，以至于被患者投诉。我随便提一个极简单的问题，如六经气血分布规律，基本没有全答对的，而说起当下流行的电视剧、电影、流量明星却如数家珍。他们的精力不是用在学业上，而是学习钻营、广结人脉、讨好巴结权贵，为今后能找到好工作、有好出路铺垫道路。这样的学生一旦毕业，穿上白大衣，在外人看来是个大夫，至于能否治病救人，就另当别论了。有的人临床技术一塌糊涂，却往往"著作等身"，能在国内外核心学术期刊上发表论文，甚至能发表 SCI 论文，申请并中标课题，他们又往往能通过这些"成绩"晋升、就职、保送。这种重表面文章，轻临床实践的做法在学生中大有蔓延之趋势，这对中医的声誉、发展会产生不利的影响，完全违背了医学的初衷。

3. 知常明变者赢，守正创新者进

中医学的历史就是一部守正创新的历史。正因为受到不同时代哲学成果、科技成果的滋养，中医药才能不断发展进步。当代中医学绝不能画地为牢、固步自封，否则不仅无法实现创新，甚至可能在自我封闭中变得更加脆弱。我们相信，中医学只要守住最核心的思维精华和价值观念，尊重事物发展的规律，充分运用现代科技成果，大胆创新，不断开拓，就一定能始终保持生机活力，更好造福中国人民和世界人民。

但是怎样更好地传承创新，发展中医，发展针灸，这些问题一直困扰着我。怎样才能将中医学的精华和前辈们的经验继承下去并发扬光大呢？

1997 年 11 月 3 日～ 5 日，包括我国著名的生理学家、中国科学院院士韩济生在内的四名医学专家参加了美国国立卫生研究院（NIH）举行的关于针灸的听证会，大会由 NIH 所属两个机构，即非正统（替代）医学办公室和医学研究应用办公室主办，NIH 下属癌症研究所（NCI）、药物成瘾研究所（NIDA）等六个研究所协办，与会者近千人。这次会议的目的是对针刺疗法的科学性和在美国应用的可行性进行广泛听证。会议结束时发表了一个声明，对针刺治疗恶心呕吐和各种痛证等有效性和安全性予以肯定，美国新闻媒体对此会议进行了广泛报道，向全世界宣布针灸治疗疼痛确有疗效，为中医针灸走向世界打开了大门。殊不知，早在这次大会召开之前 1 年，世界卫生组织已经得到我国科学家的相关科研报告，但并未及时召开会议，而是将这些研究题目分配至欧美国家的 12 个临床科研部门进行临床验证和科研分析，待得出明确、统一的结论后，才谨慎召开本次听证会。正是此次会议，向全世界郑重宣告：针灸治疗疼痛确有疗效，这一"确"字，掷地有声，震撼了世界。在此之后国内外针刺止痛的研究成果以论文、报告的形式大量出现。会议提供的未来研究方向：①加强针灸相关的描述性流行病学研究，因其能统计出公众最大的健康问题以指导未来的研究。②在针灸效果评估时缺少高质量的文献，临床设计时推荐采用随机对照试验设计方案。③用固定的穴位来评估不同文化背景（如中国、日本、法国）下针灸治疗的相对优点。④针灸进入医保，应当完善准入制度，评估成本效益，计算适宜的政府负担和个人支付的比例，建立针灸师的培训、执照和认证体制。⑤加强对机制研

究的资助力度，针灸起效可能依赖于一种特殊模式的能量平衡。2010年11月，我国申报的"中医针灸"项目顺利通过了联合国教科文组织保护非物质文化遗产政府间委员会第五次会议审议，列入"人类非物质文化遗产代表作名录"。

我与我院放射科方继良主任合作10多年，在针刺干预对于脑功能成像的影响等方面进行了方法学的研究，获得了多项国家级、省部级、院所级奖项。我们的研究证实了针刺腧穴无论是手捻针还是电针电流刺激，对人的大脑尤其是海马、扣带回等区域有较明显的影响。还证实了针刺人体腧穴同时采用不同的刺激确实可以对人的大脑产生不同的影响。这些研究是在正常人体上进行的，下一步的目标将对不同疾病（抑郁、焦虑等）的患者进行针刺后脑功能成像的研究，研究方法确定后，可以进一步开展后续工作。初步研究证实针刺后，人的大脑海马、扣带回等区域显示的信号并非我们原来认为的兴奋性增强，而是抑制性信号明显增多，这也为我们的下一步研究打下了基础。

4. 医源的传承

（1）文化的传承

针灸起源于中国，是中医学的重要组成部分，也是中国优秀民族文化的代表。中医针灸申遗成功，是对其起源国的确认。有报道称，ISO国际标准化组织就是否保留TCM（traditional Chinese medicine）进行投票，日韩坚决反对，要求将中医译为TM（traditional medicine），各国进行投票，最后结果，中医仍叫traditional Chinese medicine，保留了Chinese。从这则新闻中能够看到，世界各国家和地区对中医是很认可的，作为中国人，尤其是中医人，我们应当更努力、更坚定地传播我们的中医文化，让它在世界范围内产生更大的影响。中医针灸文化的保护和传承是加速针灸发展的前提条件，也是发展的灵魂。针灸文化包括针灸学理论体系与哲学关系、前瞻性的理念两方面。想要做到针灸文化的可持续发展，就要全面认识中医文化、针灸文化，使之与当代社会相适应、与现代文明相协调，在保持民族性的同时，还要体现时代性。中医针灸文化的传承是学好针灸的基础。

比如从"针"字的演变来看，古代"针"字有"葴""箴""鍼"3个字体，这反映了针具材料从草木、竹木到金属的演变过程。由于植物质地难以久藏，故在出土文物中未发现草针和竹针的实物，骨针和陶针却屡见不鲜，它们应当是在金属针具出现前的原始针具。《商代医学文化史略》中提到，随着冶炼技术的进步，金属工具逐步应用于医疗。在青铜器盛行的商周时代，就出现了最早的金属针具——青铜针。发展至今天，我们所用的针具基本为不锈钢针。不锈钢柔韧度好、防折断、不生锈等优势使其作为当今首选的制针材料。这是在骨角、陶瓷、竹木针具的基础上发展而来的。

取类比象理解中医。如果不了解人文背景，没有相应的文化底蕴，很难学好中医。比如对于腧穴名称，外籍学员就很难理解，因此只能记忆数字腧穴，这对于他们深入学习掌握针灸腧穴的内涵，无疑是一个瓶颈。比如"列缺"穴，临床频繁选用，为手太阴肺经的络穴，人体四总穴之一，仅此而已，很少有人进一步深究"列缺"的本意，外籍学员干脆仅记住此穴是肺经的第7号穴位。实际上"列缺"古时指天上的裂缝，指雷鸣电闪。《汉书·扬雄传上》曰："霹雳列缺，吐火施鞭。"这一词我们在中学时代就有过接触，在学习唐代诗人李白作品《梦游天姥吟留别》中，我们就读到过"列缺霹雳，丘峦崩摧"的震撼诗句。可惜的是，很少有人能将此列缺与彼列缺联想到一起。但是一经提示，总能让人豁然开朗，快速领悟，并能深刻领会裂缝与络穴的关系，通过霹雳闪电，天空可出现数条裂纹，经脉通过络穴而分支他经，"络"即为路。阴阳表里之经正是通过络脉、络穴联系在一起相互沟通，相互为用的。完美的比喻，充分体现出中医学天人合一、取类比象的思想。用比象之法看待事物，可以启迪人的思维，帮助人们打开想象的翅膀，由此推彼，触类旁通，去认识和发现新的事物。用此法学习中医针灸可帮助理解，深刻领悟其理论内涵，在理解的基础上记忆是最牢固的，远比仅记忆干涩的数字效果好得多。

通过象思维对中医"风"的认识可以推导，每一个腧穴的命名都有丰富的传统文化内涵。孙思邈在《备急千金要方》中提到"凡诸孔穴，名不徒设，皆有深意"。可见腧穴的名称皆有一定的含义。象思维作为中医认知的重要思维方法，可帮助我们理解腧穴命名的多层次含义，为推导穴位的功效主治提供新思路。如风池穴核心在于"风"字，中医对风的基本认识为"内风"和"外风"。外风主要是六淫之一，而内风也具有类似外风的特性。风池之风象，法象于风木，具有类似风木的特性，风性具有轻扬开泄、善行数变及木之生长、升发、条达、舒畅等特性，可概括为"升、散、透、窜、动"几个方面。风之散象，即宣散、发散之象，故能发挥宣散祛邪、发散郁火等功效，治疗感受外风导致的感冒、热病。风之升象，《医学启源》云"风升生"。即风有上行、升举之象，又具有肝木升发之性，故风池能升发清阳之气，治疗颠顶头痛，"颠顶之上，唯风药可及"。风之窜象，即风具有走窜、行走之象，故风池能通行经脉，畅达气血津液输布，疏调气机升降出入，治疗眩晕、中风。风之透象，即具有透达、穿透、开泄之象，故风池能发挥开泄通络，启闭开窍等作用，可治疗癫痫、中风。风之透达之象，又可引阳入阴，治疗失眠。

（2）汇通南北，领悟内涵

中医针灸学的发展，与中医内科学发展相同，亦有南北派之分，南方江浙一带有承淡安先生创立的澄江学派，以苏南地区为中心辐射全国乃至欧美，为针灸传承立下汗马功劳，国医大师程莘农先生即为此学派弟子。著名针灸学家郑魁山先生是当代针刺手法领域的杰出代表，被誉为"西北针王""中国针灸当代针法研究之父"，创建了"针刺八法"。导师李志明曾受业于郑氏门下，并致力于研究用针刺烧山火、透天凉手法治疗视神经萎缩，在李老的指导下，我在针刺治疗眼病方面获益匪浅。名老中医周楣声先生于1986年曾来我院亲自展示他自己研制的"遂阳灸棒"，旨在研究无烟无味、效卓力专的艾条。原来针灸界一直存在着"热证不可灸"的理论，周老认为，如果要想扭转热证忌灸、禁灸的错误观念，使之转归为热证宜灸、贵灸的正确途径，必须选择一种急性、烈性与典型的热性传染病作为例证，使反对者在事实面前口服心服。而属于中医瘟疫范畴的流行性出血热，正好是合适的治疗对象。1985年，安徽砀山暴发流行性出血热，周老曾用灸法治疗297例患者，取得了有效率97.8%的良好效果，从而破除了"热证禁灸"的陈腐见解，为灸法治疗热性传染病奠定了坚实的基础。李志明老师用亲孙子的病案证明了灯心草灸治疗急性腮腺炎疗效确切。而周楣声先生更是亲临疫区，身体力行践行了热证可灸、灸治热性疫病的疗效。我有幸目睹了三位老先生的风采，聆听过先生们的教诲。他们共同的特点是对针灸事业的执着，对中医、针灸经典耳熟能详。程莘农先生对针灸歌赋《标幽赋》可以倒背如流，而周楣声先生在其编写的灸法专著《灸绳》一书中，曾经这样写道："桑榆虽晚，终存报国之心，灸道能兴，愿效秦庭之哭。"可以看到其献身灸法事业的抱负与决心。李志明老师于针刺治疗中为我示范针刺手法时，每每提及郑魁山父子在这方面是如何操作的。我能汲取到南北针派的学术精华，实乃今生之大幸。

中医针灸文化的传承需要一代代中医人的努力，几十年的国内外教学经历使我体会到，要想传承中医针灸的精华，自身必先学习、理解、吃透、领悟中医针灸理论的内涵，提高自身素质，唯一的途径是熟读经典，不断学习，不断总结，同时要有文、史、哲知识的储备。2003 年，突如其来的非典型肺炎（简称"非典"），我有机会参加了一线的"战斗"。我们用中医药创造了所辖病区"非典"患者零死亡、医护人员零感染的战绩。这次的新型冠状病毒肺炎（简称"新冠肺炎"）再一次证实了随着社会的发展，人类的疾病谱会不断变化。但是中医辨证论治的思维方法不会变，国医大师路志正、薛伯寿均积极献计献方，根据患者病情远程诊治，事实证明中医药具有非凡的疗效。

中医针灸的发展包括传承和创新，传统医药传承人绝大部分已享有现代教育体制较好的培养条件，因此中医针灸的传承者不仅需要继承老中医的思想理念，更应该注重与实践相结合，有所创新和发展。医理是对理论知识的掌握和理解，治疗则应顺从"天人合一，顺势而治"的诊疗模式。张介宾提出的"为治之道，顺而已"，强调治疗应顺应机体变化而改变。针灸学是需要动手的学科，强调医术的发展及创新。就医术而言，是指临床经验和治法技术。《灵枢·本神》中记载"用针者，察观病人之态，以知精神魂魄之存亡得失之意"，临床中疾病性质各有不同，需根据患者具体情况辨证论治，如"同病异治，异病同治""用针之要，在于知调，调阴与阳"等。比如中医针灸文化强调"以德载术，以术弘德"。晋代杨泉指出："夫医者，非仁爱之士，不可托也；非聪明理达，不可任也；非廉洁淳良，不可信也。"在此守正的基础上，医术的创新尤为重要。

近代国学大师章太炎曾说："夫医者以愈病为职，不贵其明于理，而贵其施于事也；不责其言物，而责其治有效。苟治之有效，无异于得鱼兔，安问筌与蹄为？"强调了医生的天职以愈病为至上，重疗效，轻空谈，活学活用中医理论的心得或悟性体现在疗效上，把辨证论治的精髓付诸临床有效的治疗。近年来，我曾审阅数篇中医针灸实验研究的硕士研究生、博士研究生毕业论文，发现鲜有自主创新者，往往是贴着中医针灸腧穴的标签，以获实验数据为目的。最常见者，提出几项欲观察指标，自然是越新颖、越高端越好。先将实验鼠造模，再安排针刺或艾灸两三个"穴位"，因是实验鼠，很难与人体腧穴完全吻合，在其身上施以针或灸，有每日1次者或隔日1次者，通常"治疗"10次左右。然后开始对鼠进行相关的取样、检查、化验，最后的结论不用看就知道：治疗组的预期"效果"明显，对实验鼠的基因、蛋白、神经递质等各类指标有明显提高或降低的影响，而对照组或其他针灸干预不完全组，上述指标自然变化稍逊或无变化，从而"证实"针灸干预的有效性。很多学生都在论文中谈到自己的实验具有何等的创新性、先进性，甚至填补了国内外空白，但都小心地注明：时间紧、样本量少及存在各项不足，有待今后完善。业内人士对此注释的含义心知肚明，不客气地说是规避追责的最好借口。整个"研究"仅有针灸某穴的记载，然在动物身上的某穴能否与人类的腧穴相对应、取穴是否准确、针刺是否到位？有没有监管机制全凭学生自己调控。最重要的是为何选取该穴进行实验？与课题结论设计有何关联？换了其他穴位结论是否一样？如何体现中医理论的指导性？能否提高中医针灸的科学性？对于针灸临床工作有何裨益？众人皆不得而知。为什么近年来针灸学界，甚至中医学界并未提出太多有价值的具有原创性的新理论？在很大程度上是因为我们当前的很多研究脱离了传统针灸理论和文化，缺乏中医思维的支撑，针灸人才培养的过程中对针灸传统文化的传承不够重视，科学研究中很少能立足传统针灸理论进行原始创新，从而使我们的研究难以融入传统针灸，研究的结果也很难对传统针灸理论进行创新和发展。这样的实验研究，个人认为对中医针灸事业的发展没有任何帮助。虽然近年来的针灸现代研究已经取得了一定的进展，为阐明针灸的作用机制做出了重要贡献，但是许多传统针灸理论被逐渐淡化，人们过多地关注针灸如何被西方认可。而针灸治疗过程中具有重要作用的"得气""治神""补泻"等在现代针灸研究中没有引起足够的重视，很多针灸研究也脱离了中医传统理论，照搬西医的研究方法，这样没有中医理论依据的针灸研究也难以得出有价值和创新的研究成果。

中医学本身就是一门实践性、经验性很强的学科。中医针灸历经千年传承至今，不仅是一种保健和治病的实践技术，而且已成为我国具有世界影响力的文化标志之一。面对西医学的冲击，中医针灸如何在安全性、有效性、实用性的基础上，实现科学表达、客观评价和规范操作，以保持其特殊性和多样化，是摆在所有针灸人面前的首要任务。现代针灸研究应回归传统、回归中医，不能过多地趋附于西医学。应在充分理解传统中医自身属性和内涵的前提下，坚持中医的传统和特色，合理选用现代的研究方法，进行传统针灸之理的现代科学研究。另外，针灸教育的回归亦必不可少，在针灸人才培养的过程中应更加注重传统针灸文化的熏陶和中医思维的构建。

5. 学术的创新

（1）只有回归中医，才能振兴针灸

以皮肤病为例，古人早在《黄帝内经》时代已认识到疮疡的发生发展和心神的关系，今人更是将其与临床紧密结合，认识到中医安神法在皮肤病的治疗中占据重要地位，《素问·至真要大论》载："诸痛痒疮，皆属于心。""痒"在《说文解字》中解释为"痒，疡也"。疮痒，即疮疡，包括痈、疽、疔、疖、丹毒等。痛和痒为疮疡的重要症状。李中梓言："热甚则疮疼，热微则疮痒。"《医宗金鉴·外科心法要诀》曰："痈疽原是火毒生，经络阻隔气血凝。"心属火，主血脉，心经火毒炽盛，可令"营气不从，逆于肉理，乃生痈肿"。故疮疡及其痛痒诸证，多为心主血脉之病。而后世医家皆从心主火、主热方面进行论治，并将疮疡的论治进一步发挥至皮肤病领域，认识到心之火热亢盛乃皮肤病的病机之一。历代医家普遍认为，疮疡的发生，乃是由外感火热之邪，内郁于局部，壅遏经络，气血凝滞，逐渐热盛肉腐，肉腐则化脓，发为疮疡。故疮疡多见局部皮色红赤，灼热疼痛。以西医学观点审视，疼痛是因为局部炎症、内外伤或情绪不畅所致，痒证则由于皮肤感觉异常、人体代谢障碍或由过敏变态反应所致。疮疡属于皮肤毛囊感染，化腐生脓而成。按照中医学理论分析，此三类疾病的病因病机不同，痛证是因血脉经络不通所致，不通则痛；痒证则是因气血虚损而致；疮疡肿毒类则为多种体表感染性疾病。从表面看三者互相之间没有关联，但古人抓住了"异常感觉"这一共同特点，认为均与血与心相关。心藏神，只有在有神的、活的动物体上，才能出现"异常感觉"。心主血，当心阴虚、心血虚时，肌体失于濡养会产生瘙痒症状。疮疡肿毒的痛痒感觉亦是由于阴虚火旺、瘀久化火、火郁发之所致。这三大类病证的共同点都与心相关，故均可从心论治。

临床上遇到慢性顽固性腰腿痛患者，通常以膀胱经、胆经穴位为主进行治疗。效微时应进一步考虑，以中医理论为指导，下有病而上取之，结合痛证与心的关系，再从五输穴功能考虑，输主体重节痛，可选取大陵穴，予温针或针刺补法。大陵为心包经的输穴和原穴，属土。心包代心行令，针刺之有"住痛移神"的功能。同时温补大陵穴是取"病时间时甚者，取之输"之意。在治疗慢性顽固性腰腿痛时，能起到四两拨千斤的作用。

再如复发性口腔溃疡，为一种常见病，发作时患者会感觉疼痛难忍，严重影响摄入食水，若不及时治疗甚至会有恶变的可能。本病与人体免疫功能有很密切的关系，有的患者表现为免疫功能缺陷，有的则表现为自身免疫反应性疾病，还与患者的脾胃功能有直接联系，常于患者饮食不节，排便不畅，心情焦躁之际发病。火与土、心与脾为母子关系，针刺治疗复发性口腔溃疡取心包经穴位（鉴于心包经之功能），我经常选取内关、中冲穴，意在泻胃、心之火，必要时可于中冲穴放血，常可获速效，此为"诸痛痒疮，皆属于心"理论的临床应用。

临床上同病异治，异病同治的病案不胜枚举，从中医学特有的宏观视角观察、审视、分析疾病，不难发现痛、痒、疮疡之间存在着千丝万缕的联系。虽然病证的表现不同，但其病因病机均为心阴血虚、火扰心神所致。心居于五脏之首，是五脏这个核心系统的核心。"心为五脏六腑之大主"，所以心功能的健全有利于其他脏腑功能的正常发挥。近年来，随着医学研究的不断进步，心脏的功能也在不断被挖掘并指导着临床实践，使很多疾病的治疗又有了新的思路和进展，如冠心病情感及认知障碍、动脉粥样硬化等。动脉粥样硬化属于中医学的"脉痹"范畴，其根本在于脉壁异常，脉道不利。若心主血功能失调则造成气滞血瘀，心脉闭阻，脉道不利则可发展为动脉粥样硬化。在治疗上应考虑疏通血脉、活血化瘀。眼病：若心阳虚、心火亢盛或心血瘀阻等常会引起近视、视神经萎缩、眼部急性炎症、眼底出血等眼部疾病。男科病：从心论治男科多种疾病，在临床上多获良效。实践证明，辨证论治是临床诊疗的关键。要想获得良好的疗效，就要明辨病因病机，学会知常达变，学会变通。这需要深厚扎实的中医药基本功，针灸大夫更应对经络腧穴做到了如指掌，才能在治疗久治不愈的顽疾、痼疾时做到出奇制胜，柳暗花明。我们的先人经过长期的临床实践，总结出行之有效的理、法、方、药、穴、术，我们后人在守正的基础上要不断创新。诸如四两拨千斤，可以一穴、一法引邪外出，引气血归经，如上述选用大陵穴治疗口腔溃疡。当肝火旺盛，怒发冲冠，而至颠顶头痛时，在疏肝理气、清肝泻火的基础上，针刺选用汲水涵木之法，从阳引阴，以行间穴透刺涌泉穴，先泻行间而后补涌泉，以肾水浇灭肝火，上济于心，交通心肾，同时可达泻南补北的效果。

中医的价值在于疗效，其继承发展的同时更要创新。先继承而后方能发扬光大，面向未来，中医药需要传承精华，更需要跟上时代的脚步，坚持守正创新，守正才能让国粹传承不走样。试想，如果中医不会把脉，不会开方，不再坚持中医思维，那么中医的传统将无以为继，仅以针灸为例，目前普遍存在的现象：各承家技，终始顺旧，省病问疾，务在口给，相对斯须，便处汤药。按寸不及尺，握手不及足。患者虽有微词，宥于种种原因，不再深究，少数有提意见者，最终不了了之。因经济利益驱使，医者渐将注意力转向开药，以获取利益最大化。传统针刺手法逐渐被各类仪器取代。我自己培养的研究生毕业后回来看我，说他所在的针灸科基本所有患者都使用各类理疗设备治疗，目的是赚钱，仅靠针灸，采用针刺手法，费时费力，又不赚钱。可悲的是，目前持有这种想法者大有人在，各种原因导致针灸所治病种渐趋单一，大有被护理门诊、理疗科取代的危险。

针灸是一门科学，我们不能沦为简单的扎针匠，不能作为陪衬、摆设、附属品，培养一位针灸学博士、博士后，国家、家庭、个人都付出了巨大心血和代价，目的是要将这一古代瑰宝传承发展下去。如何使中医针灸在传播的过程中，把精髓的东西和必须掌握的基本技能，完整地保存并传承下去，是我们的历史责任。中医针灸必须遵循中医的整体观和经络学说，但现在真正运用中医理论指导、科学地运用针灸的方法，针对不同的疾病采取不同的经络穴位治疗等，逐渐被淡化、扭曲，这是中医针灸面临的严峻问题。针对当前学术界出现的"继承不足，创新乏力"的尴尬局面，国医大师路志正先生认为，对当前中医药工作进行理性反思，重提"读经典，跟名师，做临床"的主张，并理性看待其在中医传承与创新中的重要性，对于继往开来具有重要意义。

（2）正本清源，固基筑梦

①读经典。古人云"学分三类，曰已然、当然与未然也"。观已然之迹，习当然之法，知未然之理，此三者，乃学问循序渐进、积累创新的固有规律。然学虽三桠，其本则一。本于何处，源在何方，唯经典耳！中医针灸之经典，系为医不易之典，医家之根基也。路老认为，中医之学，理侔阴阳，福庇华夏，源远流长，代有余光。凡研习中医之士，无不谨奉经典为圭臬，本正源清，则医家临证纵横，虽有或出于己心、或宗于师法之别，然求其谋计所施，无不于古道暗合。医者只有通过学习经典，才能夯实理论根基，拓展学术视野，让理论与临床在补充与修正中向下扎根，向上生长。如针灸医生，必熟读经典，对经络腧穴了然于胸。否则"不穷经络阴阳，多逢刺禁"。经络学说中除十二正经、十五大络、奇经八脉外，尚有经筋、皮部、标本、根结、气街、四海等。如能熟练掌握，应用在临床工作中，可获不俗良效。如痔疮疼痛取委中，颠顶疼痛用行间，五脏背俞穴解疲劳，即为在经典经络针灸理论基础之上的再发展。中医针灸医生在熟读四大经典外，对《药性赋》《汤头歌诀》《针灸甲乙经》《针灸聚英》《针灸大成》《标幽赋》《百症赋》《金针赋》等也要认真研习。

②跟名师。医生作为一个需要终身学习的职业，在其职业生涯中，必然会遇到各种各样的困惑，惑而不从师，终为惑也。年轻医生困惑既久，容易使学术成长遇到瓶颈，徘徊不前。中医药人才的成才规律显示，许多名老中医药专家大多在古稀之年，才能形成个人独到的学术见解，而对于这些宝贵的学术结晶，目前行业内的传承与研究却相对不足，且大多数研究属于"抢救式传承发掘"，这使中医药行业的发展受到羁绊。韩愈作《师说》强调"古之学者必有师，师者所以传道受业解惑也"，利用名师出高徒，凸显出学识丰富的老师对人才培养的重要性。从学于名师，让年轻一代站在前人肩膀上，去研读名师提供的成功范例，将其成功的范式延续下去，为中医药事业的后续发展开拓新局面。多年来，自己成长的每一步，都离不开恩师的指

点。仅针灸一业，先后聆听业内数十位大师授课，并观摩学习他们的针技针法，不断讨教，交流学习体会并与同辈甚至学生相互切磋、相互学习，逐渐积累了一些经验，但并不敢妄称"明医"。明师者，明白、明亮、明天之师也，他们每有一技之长，可将个人通汇之处说理明白，给后学以无限启迪。我将努力倾己所能，试做明医。

③做临床。中医是实践性极强的学科，读经典、跟名师只是理论的学习继承，而做临床才是中医实践真知的硬道理。通过临床实践，医者可以将传统中医思维落地生根，在实践中将理论予以印证，发现规律，并提出新问题和新想法。不同于普通内科，针灸在此基础上，还要重视临床实践、腧穴的配伍、针刺手法的应用。针灸是一门需要动手的学科，只说不练，纸上谈兵，无济于事。中医临床要保持其文化上的传统优势和学术上的鲜明特色，中医一旦失去了中国特色和民族性，就丧失了它在世界上应有的地位。针灸疗法百分之百是"国产货"，它的内涵不能与"干针""管针"混淆，其理、法、方、穴、术历经数千年临床反复验证，不断改进更新至今，故医者临床，于南北学派融会贯通，实当留心聚意，效与不效，细微之处，立见文章。

当前，中医正处于传统与现代更替的转型期，面临着中华传统文化的缺失与撕裂，西方绝对科学主义的误导，自身学术阵营的异化与萎缩，传统师徒传承链的断裂与人才流失等诸多问题。此时，国医大师路志正先生重提"读经典，跟名师，做临床"的主张，正本清源，固基筑梦，并指出理性看待其在中医传承与创新中的重要性。为我们传承精华、守正创新提供了思路，指明了方向。

混迹中医针灸界近半个世纪，芳华似水流年，只觉初衷未了，恨自己才疏学浅，笔下难明。国医大师邓铁涛先生勉励我们要做铁杆中医，不是中医与西医结合，而是中医与现代尖端科学结合。中医学就是尖端科学，两个尖端科学结合，那就是更高的医学。"读经典、跟名师、做临床"代表的不是三个独立的过程，而是三种经验的学习和积累，三者环环相扣、缺一不可，共同构成了中医传承的完整基础，《荀子·劝学》云："不积跬步，无以至千里，不积小流，无以成江海。"做好这三点是中医能够传承的扎实保障。

　　我国著名科学家钱学森曾预言：中医现代化是医学发展的正道，而且最终会引起科学技术体系的改造——科学革命。中医这个宝库只有用现代科学技术打开后，才能放出前所未有的光芒，而这项工作又必须建立在对中医理论正确的理解之上。在继承中发展，在发展中创新，是我辈矢志不渝的奋斗目标。

后　记

　　"医以活人为务，与吾儒道最切近"。道者，道也，理也；医者理也，亦道也。医学作为一种除疾患、利世人的手段，不仅无需伯乐"察举"，亦无需"科举"以验明身份，而且最为重要的是，医学与儒家的"仁义观"几乎是完全一致的。这一点，从我们古时将医术称为"仁术"就可见一斑。如何实现利泽万民的心愿，大概莫过于从医了。

　　"医良则相，庸则匠"。如果真能成为技艺高超的好医生，上可以疗君亲之疾，下可以救贫贱之厄，此外还能保身长全。如此看来，身在民间而依旧能利泽苍生的，仅有良医了。清代叶天士说："良医处世，不矜名，不计利，此其立德也；挽回造化，立起沉疴，此其立功也；阐发蕴奥，聿著方书，此其立言也。一艺而三善咸备，医道之有关于世，岂不重且大耶！"

　　余执岐黄业已四十余春秋，颇有些心得。虽洋洋洒洒，仍难免挂一漏万。意在协同辈、晚辈，重拾先辈的优良传统，在漫漫从医路上，志存高远，目标明确，若能巧用奇妙之手，达成回春之效，为广大患者分忧解愁，则不枉为医。

　　医路漫漫，充满崎岖和荆棘，在这条路上，若可以走出神奇，成就精彩，绝对需要一种品格，一种悟性。谨以此书，略表吾心。

王　寅

2022 年 6 月